CBD & HANF TOP-Anbieter

Wo Sie die besten HANF & CBD-Produkte finden!

Empfohlene TOP-Anbieter der Branche
im deutschsprachigen Raum

- Wirkungsweise • Anwendungsgebiete
- CBD-Öle • CBD-Kosmetik • CBD-Blüten

HANF-Lebensmittel
- HANF-Tees • HANF-Protein

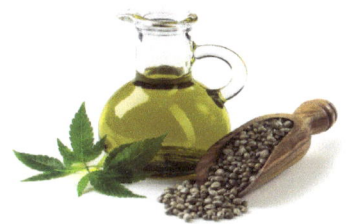

++ 2. AUFLAGE – 2021/2022 ++

www.cbd-topanbieter.de - mb-bookline VERLAG
MICHAEL BECHERLE

Inhaltsverzeichnis:

CBD & HANF   TOP-Anbieter 1
   Wo Sie die besten HANF & CBD-Produkte finden!.1
  Ziel dieses Buches...7
  Zusätzliches Material & Updates 7
  Book-Update & Leser-Feedback 7
   BONUS 10% Gutschein..8
   Geprüfte CBD-Anbieter DEUTSCHLAND..............9
   Geprüfte CBD-Anbieter ÖSTERREICH 10
   Geprüfte CBD-Anbieter SCHWEIZ 11

Was ist HANF / CBD? 12
  Wissenswertes und Grundsätzliches.......................12
   Was ist der Unterschied zwischen Hanf,
   Cannabis, Marihuana und Haschisch? 12

Ist HANF / CBD legal? 14
   Rechtliche Grundlagen in
   Deutschland, Österreich, Schweiz 14
   Grenzwerte für THC bei Nutzhanf
   in den EU-Ländern 16
   Gehalt und Produktklassifizierung von THC 16
   Was besagt dieses Gesetz? 17

Übersicht der wichtigsten Cannabinoide
aus der Hanfpflanze..20
   Was sind Cannabinoide? 20

CBD - CANNABIDIOL 23

Wie ist die WIRKUNGSWEISE bei CBD? 25

Vielseitige CBD-Wirkung bei Migräne, Kopfschmerzen, Schlaflosigkeit, Angst, Depression, Krebs 25

Was ist der Unterschied zwischen THC & CBD? . 26

Was ist CBD speziell? 26

Was ist THC speziell? 26

Warum macht nur THC psychoaktiv? 28

Angstzustände 28

Rechtlicher Standpunkt bei THC 29

Die Zusammenhänge von „Vollspektrum" Produkten 30

Wie wird generell CBD-Öl eingenommen? 32

CBD als CBD-Öl Tropfen einnehmen 33

Nebenwirkungen von CBD 34

Einfluss von CBD auf die Wirkung von Medikamenten 36

TOP-Anbieter: Wie wir real bewertet haben 38

Unsere Tests und Recherchen wurden nach folgenden Kriterien betrachtet 39

Inhaltsstoffe und Herstellungsverfahren 39

Geschmacksmuster, Farbgebung 40

THC-Gehalt 40

Laboranalysen & Zertifikate 41

Verpackungs- & Kundeninformationen 41

Die Highlights der TOP-Anbieter A-Z...................41

Firmenvorstellung – Produktetests - Fazit............41

HANAFSAN®...42

Optima Formula BV...54

Swiss Queen GmbH..63

BioBloom...69

Breathe Organics 78

Vitrasan GmbH..83

urban Chili ®..86

Wie sich Cannabinoide verändern können..........89

Positive Wirkungen von Hanftee..........................90

Hanf als Lebensmittel...91

Terpene - Was ist das?...92

Terpene - die 3 wichtigsten Arten 93

Terpene: Kombinationen Cannabinoiden........95

Terpene - Wirkung und therapeutische Erfolge 95

CBG - ein weiterer spezieller Baustein.................96

CBG vs CBD - die Unterschiede......................97

CBG - Wirkung und Anwendung......................98

Cannabigerol gegen Schuppenflechte.............99

Ursachen von Neurodermitis..........................100

Was ist der Entourage-Effekt? 102

CBD Kosmetik...105

Im Kosmetikbereich, was bewirkt die
äußerliche Anwendung 105

Herstellung von CBD-Salben & Hanfpflege,
was muss beim Kauf beachtet werden 105

Wie wendet man CBD an und
bei welchen Problemen hilft es? 106

Korrekte Anwendung mit CBD Kosmetik 106

Für wen ist CBD Kosmetik geeignet 107

Nie wieder Ein- und Tiefschlafprobleme 110

CBD Tropfen und ihre Wirkung 110

Schlafstörungen – wie werden sie verursacht?...111

Selbstmedikation, Gefahren, Nebenwirkungen...111

Neben Baldrian & Co. sind CBD Tropfen eine
natürliche Alternative...112

Wirkungsweise: CBD Tropfen für den Schlaf –
sind Tiefschlafphasen wichtig? 112

Einschlafen – Durchschlafen:
mit CBD erholt in den Tag...................................113

Wer darf CBD einnehmen und ab wann
tritt die Wirkung ein? 114

Abnehmen mit CBD-Produkten - Hanfproteine..115

Mit Hanf abnehmen:
Vier Effekte für eine schlanke Figur 115

Welche Inhaltsstoffe helfen beim
Abnehmen mit Hanf? 116

Wie kann mit Hanf abgenommen werden? 120

Cannabinoid-Behandlung bei Kopfschmerzen .. 121

Wirkung von Cannabinoiden bei der Behandlung von Kopfschmerzen 122

ERFAHRUNGSBERICHTE mit CBD 123

CBD gegen **Rheumabeschwerden** 124

CBD gegen **Augenkrankheiten** 124

CBD gegen **Schmerzbehandlung** 125

CBD gegen **Depressionen & Stimmungsschwankungen** 126

CBD gegen **Chronische Gelenkschmerzen** 127

CBD gegen **Hirntumor** 127

CBD gegen **PMS (Prämenstruelles Syndrom)** . 128

CBD gegen **Nervenschmerzen** 129

Studien-Sammlungen & Quellennachweise 130

Die Cannabinoide und dessen Wirkung 131

Übersicht der bekannten Cannabinoide 132

DANKESCHÖN! 133

Nicht vergessen: 10% Gutschein 133

Haftungsausschluss & allgemeiner Hinweis zu medizinischen Themen: 134

Impressum & Copyright © 2021 135

Ziel dieses Buches

Sie erhalten mit diesem Buch eine Möglichkeit, sich selbst ein Bild von den vielen CBD- und Hanfanbietern auf dem Markt zu machen. Die empfohlenen Anbieter und deren vorgestellten Produkte wurden sorgfältig von uns geprüft, getestet und bewertet. Zusätzlich bietet Ihnen dieses Buch ein umfangreiches Wissen und Nachschlagewerk, um in den Themenbereichen von Hanf und CBD informiert zu sein.

Zusätzliches Material & Updates

Basierend auf unseren Erfahrungen haben wir auf unserer Internetseite https://www.hanf-buch.de weitere Informationen (wie Musterschreiben zur Kostenübernahme an Krankenkassen von Cannabis) und Links für Sie zur Verfügung gestellt. Diese können Sie völlig kostenlos herunterladen und frei verwenden, wodurch Sie viel Zeit sparen.

Book-Update & Leser-Feedback

Dieser Ratgeber wird fortwährend und basierend auf Leser-Feedbacks und -tipps sowie unseren eigenen Erfahrungen ergänzt und erweitert. In bestimmten Rhythmen erscheinen weitere Neuauflagen, die Sie erwerben können. Über die Verkaufsplattformen, auf denen Sie den Ratgeber erworben haben, werden Sie automatisch über diverse Updates informiert.

Wir haben nach bestem Wissen und Gewissen unsere Recherchen zu diesem Thema durchgeführt. Sollte doch mal der ein oder andere Themenpunkt ergänzt, verbessert oder korrigiert werden, sind wir Ihnen sehr dankbar, wenn Sie uns eine eMail (siehe Impressum) mit Ihrem Feedback schicken würden. Herzlichen Dank im Voraus.

BONUS 10% Gutschein

Für den "normalen" Anwender/in würden wir zu einem "CBD-Vollspektrum-Produkt" raten. Hier gibt es zahlreiche Unternehmen am Markt. Gemäß unseren Recherchen sind auch nur wenige Hersteller vertreten, die hochwertige CBD-Produkte anbieten. Empfehlungen unsererseits für gute Vollspektrum CBD-Öle und einer Experten-Hotline sind u.a. die Hersteller HANAFSAN®, Optima Formula, BioBloom.

Auf unserer Website hanf-buch.de erhalten Sie einen 10% Gutschein von einem CBD TOP-Anbieter. Hierzu tragen Sie einfach Ihre Email ein und werden anschließend zum Gutscheincode weitergeleitet, den Sie mit 10% Rabatt auf Ihre komplette Bestellung anwenden können.

Dieser Rabatt-Gutscheincode ist nachfolgend über www.hanf-buch.de/gutschein abrufbar.

Die TOP CBD & Hanf-Anbieter

Geprüfte CBD-Anbieter DEUTSCHLAND

Breathe Organics

Gollierstrasse 70

80339 München

https://breathe-organics.com

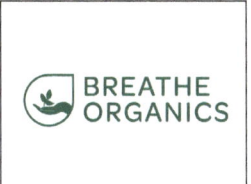

HANAFSAN® – Store

Neugasse 17

D-78462 Konstanz

https://www.hanafsan.com

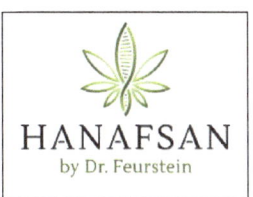

Optima Formula BV

Raadhuislaan 5

3271 BS Mijnsheerenland / NL

Deutschland / Lager in Freiburg

https://www.optimacbd.de

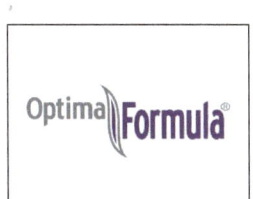

Die TOP CBD & Hanf-Anbieter

Geprüfte CBD-Anbieter ÖSTERREICH

BioBloom
Frauenkirchenerstrasse 12
A-7143 Apetlon / Österreich
https://www.biobloom.at/

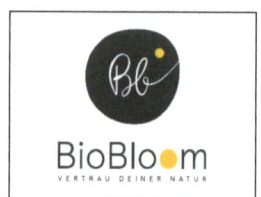

HANAFSAN®
Dr. Feurstein Medical Hemp GmbH
Obere Gamsfeldstraße 8A
6844 Altach / Österreich
https://www.hanafsan.com

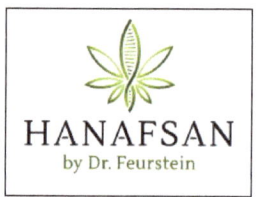

urban chili
Greite 6c
6421 Rietz / Österreich
https://urbanchili.eu

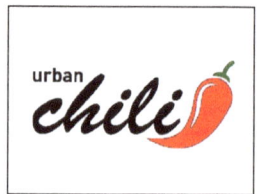

Die TOP CBD & Hanf-Anbieter

Geprüfte CBD-Anbieter ÖSTERREICH

Vitrasan GmbH

Pirching 95/1

A-8200 Gleisdorf / Österreich

https://www.cbd-vital.de

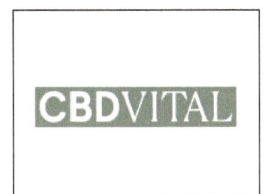

Geprüfte CBD-Anbieter SCHWEIZ

Swiss Queen (GmbH)

Brandstrasse 49

8952 Schlieren / Schweiz

https://swissqueen.ch

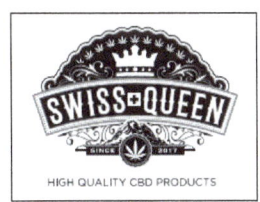

Was ist HANF / CBD?

Wissenswertes und Grundsätzliches

Was ist der Unterschied zwischen Hanf, Cannabis, Marihuana und Haschisch?

Hanf ist eine der ältesten Kulturpflanzen der Welt und kann sehr vielseitig genutzt werden. Jahrhundertelang gehörte sie zu den meist gehandelten Waren der Welt, bis sie Anfang des 20. Jahrhunderts im Zuge der Hanfprohibition verboten wurde.

Die Pflanze mit dem charakteristischen Aussehen wird mittlerweile nicht mehr nur gerne in geselliger Runde verqualmt, sondern auch vermehrt wegen ihrer gesundheitlichen Vorzüge hochgeschätzt. Dabei steht die **medizinische Wirkungskraft** dieser Pflanze im Vordergrund. Es ist noch nicht allzu lang her, dass das Interesse der Hanf-Pflanze auch der Wissenschaft und Forschung zur Heilung von schwerwiegenden Krankheiten galt.

Cannabis ist eigentlich das lateinische Wort für HANF und wird als Zier- und Nutzpflanze angebaut. In Deutschland und vielen anderen Ländern wird der Begriff Cannabis allerdings oft umfassend für Hanfpflanzen und THC-haltige Produkte der Pflanze genutzt.

Als Marihuana oder Gras bezeichnet man die getrockneten Blüten der weiblichen Hanfpflanze. An Drüsenhaaren auf diesen Blüten sitzt das "Harz" der Pflanze, mit seinen hohen Konzentrationen von THC, CBD und anderen Cannabinoiden. Marihuana ist je nach Qualität, Herkunft, Anbaumethode und Trocknungsgrad üblicherweise grün bis bräunlich, teilweise auch weiß oder leicht lila.

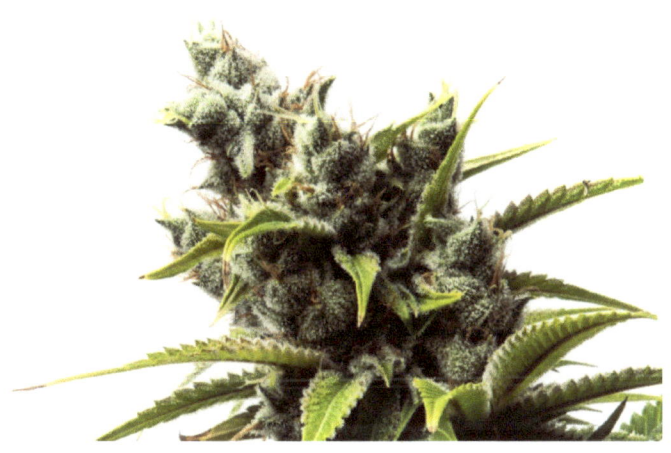

Haschisch ist das gesammelte und meist gepresste "Harz" der Hanfpflanze. Es kann nicht nur aus den Blüten, sondern auch aus mit Harzen besetzten Blättern gewonnen werden. Je nach Qualität und Herstellungsmethode schwankt seine Farbe von hellem grau-braun bis zu mattem schwarz.

Ist HANF / CBD legal?

Rechtliche Grundlagen in Deutschland, Österreich, Schweiz

Wer CBD-Produkte erwirbt, sollte sich vor dem Kauf die Frage der Legalität stellen. Alle geprüften Bezugsquellen dieses Buches sind zum Zeitpunkt der Erstellung absolut legal, da diese Produkte keinen Verstoß gegen das Betäubungsmittelgesetz darstellen (u.a. Nahrungsergänzungsmittel, die keinen oder max. einen THC-Gehalt von 0,2% aufweisen).

Immer größer werden der Nutzen und die Anerkennung von Cannabis Produkten für die Verwendung im medizinischen Bereich. Im Jahr 2018 veröffentlichte die Weltgesundheitsorganisation (WHO) einen Bericht, der besagte, dass bei vielen Krankheiten wie Diabetes, Krebs, Multiple Sklerose, Parkinson und sonstigen chronischen Schmerzen, bei Anwendung von CBD die Symptome lindern und es bei der Behandlung allgemein zu großen Erfolgen kommt.

Es ist völlig in Ordnung, wenn Sie sich nicht sicher sind, was die Rechtslage in Deutschland betrifft. Mit dieser Frage sind Sie nicht allein. Viele Anwender sind sich nicht sicher, was die Einnahme von CBD mit sich bringt.

Um nun die Frage der gesetzlichen Legalität von CBD zu beantworten:

Ja, in Deutschland, Österreich und in der Schweiz ist CBD ganz legal.

Man weiß, dass CBD gemeinsam mit THC und vielen anderen Inhaltsstoffen zur Gattung der Cannabinoide gehört. Man findet sie in Hanfpflanzen. Wie bereits erwähnt, ist CBD in oben genannten Ländern legal, anders hingegen sieht es bei THC aus. Das ist keinesfalls legal, Ausnahme macht nur die medizinische Verschreibung bzw. Verordnung in der Medizin bei schwierigen und schmerzvollen Krankheiten.

Man findet heute auf dem Markt viele verschiedene Produkte von CBD. Einerseits ist ein Minimum an THC enthalten, andererseits fast gar nichts. Somit stellt sich die Frage, wie viel THC ist legal.

Grenzwerte für THC bei Nutzhanf in den EU-Ländern

(Stand: 04/2021)

Slowakei	0,0%
Deutschland, Frankreich, Holland, Belgien, Bulgarien, Polen, Portugal, Großbritannien, Kroatien, Litauen, Zypern, Spanien, Griechenland, Ungarn, Irland, Dänemark, Finnland, Estland, Lettland, Malta, Rumänien, Slowenien	0,2%
Österreich, Tschechien, Luxemburg	0,3%
Italien	0,6%
Schweiz	1,0%

Gehalt und Produktklassifizierung von THC

Grundsatz: Produkte, wie Cremes, Salben oder Liquids, die weniger als 0,2%iges THC enthalten (in Deutschland), gelten als legale Kosmetikartikel. Ebenso sieht es bei Ölen und Pasten aus, das sind auch legale Nahrungsmittel. Liegt der THC Anteil unter 0,2% können diese Produkte **ohne besondere Genehmigung und frei** verkauft werden.

Im Gegensatz zu THC ist CBD keinesfalls psychoaktiv. Der Gedanke, dass man "high" wird, wenn man CBD einnimmt, stimmt nicht. Leidet man jedoch unter Psychosen und Angst, kann CBD bei bestimmten psychischen Erkrankungen schon helfen, den Zustand des Patienten zu lockern. THC kann sich sowohl negativ als auch positiv auswirken.

CBD (Cannabidiol) ist aus rechtlicher Sicht kein Betäubungsmittel, deshalb fällt es nicht unter die entsprechenden Gesetze.

Was besagt dieses Gesetz?

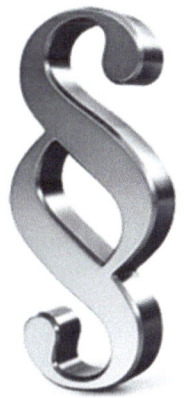

[Paragraf §2 (3) des deutschen Arzneimittelgesetzes](#) besagt, dass CBD unter die Kategorie Nahrungsergänzungsmittel fällt. Hierzu gibt es ebenfalls eine [EU-Richtlinie (2002/46/EG)](#). Vielmehr ist die Verwendung ausdrücklich als Gegenstand einer Nahrungs- ergänzung vorgesehen und frei am Markt zu erwerben.

CBD ist deshalb ganz legal, sowohl als Kosmetikprodukt wie auch Nahrungsergänzungsmittel in Deutschland, Österreich & Schweiz frei verkäuflich.

Genauso verhält es sich online. Produkte mit CBD können ohne Probleme im Internet angeboten und auch verkauft werden. Voraussetzung ist, dass der Käufer mindestens 18 Jahre alt ist.

Wird in Deutschland ein Produkt als Medikament zum Kauf angeboten (THC Gehalt mehr als 0,2%), fällt es unter die gesetzliche Apotheker- und Rezeptpflicht. In diesem Fall muss das CBD-Produkt ausschließlich von einem Arzt verschrieben werden und der Anwender dieses nur in einer Apotheke beziehen kann.

Des Weiteren gibt es in Deutschland eine gesetzliche Regelung, woher die CBD-Produkte stammen. Darin heißt es, dass in Deutschland nur jene CBD-Produkte zum Verkauf angeboten werden dürfen, die aus den zur Zeit 52 von der EU zertifizierten Hanfsorten für den Nutzanbau bestehen. Grund dafür ist der sehr niedrige THC-Anteil.

Die EU-zertifizierten Nutzhanfsorten sind im gemeinsamen Sortenkatalog für landwirtschaftliche Pflanzenarten aufgeführt, welcher gemäß Artikel 17 der Richtlinie 2002/53/EG veröffentlicht ist. Den gemeinsamen Sortenkatalog der EU-Mitgliedstaaten über landwirtschaftliche Pflanzen- und Gemüsearten gibt es seit 1972. Er wird jährlich aktualisiert. Er enthält mehr als 10.000 Gemüsesorten und mehr als 5.000 landwirtschaftliche Pflanzenarten und besteht aus Sorten der nationalen Sortenlisten der Mitgliedstaaten.

Verschiedene Fachgremien der EU beschließen, welche Sorten in den gemeinsamen Katalog aufgenommen werden.

Im Hinblick auf Hanf („*Cannabis sativa*") legt der Sortenkatalog fest, welche Hanfsorten in den Ländern der EU zu gewerblichen Zwecken angebaut und vertrieben werden dürfen. Enthalten sind ausschließlich Hanfsorten, bei denen der durchschnittliche THC-Gehalt der getesteten Proben den zulässigen Höchstgehalt (in Deutschland aktuell bei 0,2 % THC) nicht überschritten hat. Sämtliche dort aufgeführten Sorten unterliegen nach den Artikeln 17 und 16 der Richtlinie 2002/53/EG im Hinblick auf „deren Saat- und Pflanzgut keinen Verkehrsbeschränkungen".

Diese Waren genießen sodann „Verkehrsfreiheit" in den Mitgliedsstaaten der EU.

Übersicht der wichtigsten Cannabinoide aus der Hanfpflanze

Was sind Cannabinoide?

Ihnen ist sicherlich nicht entgangen, dass die Cannabispflanze eine beeindruckende medizinische Pflanze ist, sonst wären Sie nun nicht hier gelandet. Der Grund dafür sind die darin enthaltenen Cannabinoide. Cannabinoide ist eine Klasse von chemischen Verbindungen. Sie beeinflussen die Cannabinoid-Rezeptoren in Zellen des menschlichen und tierischen Körpers und verändern dadurch Botenstoffe im Gehirn, die dann freigesetzt werden. Weiterführende Informationen und Details siehe: *HANF & CBD – Der Ratgeber, ISBN: 978-1696868082*

Es gibt mindestens 113 bereits isolierte Cannabinoide von der Hanfpflanze *Cannabis sativa*, die verschiedene Wirkungen aufweisen. Die nachfolgende Übersicht der bekanntesten Cannabinoide gibt Ihnen Aufschluss über die möglichen Wirkungen.

Tetrahydrocannabinol (THC)
THC ist der wohl meist untersuchte Cannabinoid. Es ist der hauptsächlich rausch-bewirkende Inhaltsstoff der Hanfpflanze, weshalb es in Deutschland dem Betäubungsmittelgesetz unterliegt.

Cannabidiol (CBD)
CBD ist der nicht-rausch-bewirkende Hauptbestandteil der Cannabispflanze. Es ist der zweit bekannteste Cannabinoid nach THC. CBD hat keine psychoaktive Wirkung. Zusammen mit THC kann ein Synergieeffekt entstehen. Seine Eigenschaften sollen genauso wie beim THC vielfältig sein.

Cannabidiolsäure (CBDa)
CBDa ist eines der primären Cannabinoide der Hanfpflanze. Es handelt sich um ein nicht-psychoaktives Cannabinoid, das die Vorstufe von CBD ist. Es kommt bei manchen Cannabissorten in den Blättern und Blüten vor.

Cannabichromen (CBC)
CBC ist das Cannabinoid, welches am dritthäufigsten in der Hanfpflanze enthalten ist. In manchen Stämmen kann es auch sein, dass der Wirkstoff CBC dominanter ist als CBD. CBC hat wie CBD keinen berauschenden Effekt.

Cannabinol (CBN)
CBN kommt in ganz jungen Cannabispflanzen nur sehr gering vor. Durch die Trocknung und Lagerung bei bestimmten Cannabis-Stämmen ist die CBN-

Menge aber recht hoch. CBN hat eine berauschende Wirkung und ist ein Oxidationsprodukt von THC.

Cannabigerol (CBG)
CBG ist nicht psychoaktiv und unterliegt in Deutschland daher nicht dem Betäubungsmittelgesetz. Dieses Cannabinoid wird vor allem im jungen Wachstumsstadium der Cannabispflanze gefunden, wodurch es später nur schwer in großen Mengen vorhanden ist.

Tetrahydrocannabivarin (THCV)
THCV hat eine geringe psychoaktive Wirkung im Vergleich zu THC (ca. 20%) und soll jüngsten Forschungen nach einige negative Auswirkungen von THC abschwächen.

So soll THCV folgende Wirkung besitzen:

- krampflösend
- nervenschützend (neuroprotektiv)
- appetithemmend
- stoffwechselanregend
- fettreduzierend (hilft bei Übergewicht)
- Hilfe für Diabetiker

CBD - CANNABIDIOL

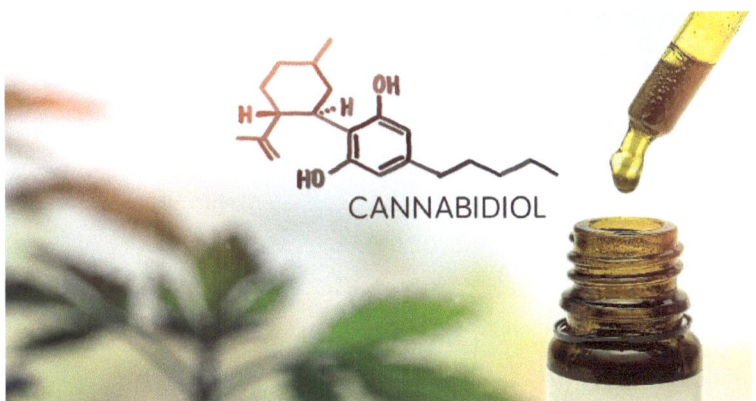

CBD (Cannabidiol) ist eine rein natürliche Verbindung. Der Wirkstoff (aus Nutzhanf) ist Phytocannabinoid, auf nicht-psychoaktiver Basis. Nutzhanf ist, seit Jahrtausenden, Basis der Heilkunde und bis heute Bestandteil der modernen Medizin.

1940 wurde der Wirkstoff entdeckt, einer von ca. 120 Cannabinoiden der Cannabispflanze, mit ca. 40% des gesamten Pflanzenextraktes.

Bisherige Studien erfolgten bei Krankheitsbildern, wie chronischen Schmerzen, Störungen des Bewegungsapparates sowie Angst, Depressionen und Verhaltensauffälligkeiten (siehe *„Studien-Sammlungen und Quellennachweise"*).

CBD wirkt im Vergleich zu THC weder berauschend noch macht es abhängig. Aus medizinischer Sicht punktet **CBD mit positiven, gesundheitsfördernden Wirkungen** in Bezug auf Schmerzlinderung, Heilung und Genesung.

In der modernen Medizin wird Cannabidiol bei vielen Krankheitsbildern eingesetzt. Es wirkt gegen Übelkeit, Entzündungen, Psychosen, Epilepsien und allgemeinen Schmerzen, zudem besitzt CBD eine entkrampfende Wirkung. Aktuell machen sich Ärzte auf der ganzen Welt diesen therapeutischen Vorteil zu nutzen, testen und bestätigen positive Ergebnisse.

Studien haben gezeigt, dass CBD besonders entzündungshemmend und schmerzstillend wirkt und das Immunsystem nachhaltig stärken kann.

Zudem überzeugt Cannabidiol durch antioxidative Eigenschaften und fängt daher freie Radikale gezielt ab. Da oxidativer Stress häufig in Verbindung mit verschiedenen Krankheiten wie beispielsweise Akne oder Arthritis gebracht wird, kann CBD auch an dieser Stelle als wirksamer Schutz eingesetzt werden.

Wie ist die WIRKUNGSWEISE bei CBD?

Vielseitige CBD-Wirkung bei Migräne, Kopfschmerzen, Schlaflosigkeit, Angst, Depression, Krebs

CBD gilt als reichhaltigster Inhaltsstoff der Hanfpflanzen. Es wirkt sehr vielseitig und hat ein immenses Wirkungsspektrum. Grund ist, dass CBD mit dem Endocannabinoid-System auf Interaktion steht, dem körpereigenen Nervensystem, welches sich im gesamten Körper ausdehnt. CBD hilft daher genauso effizient bei kleinen Krankheiten wie bei großen Beschwerden.

- Viele Menschen nehmen CBD ein, wenn sie Kopfschmerzen haben oder sich einen besseren und tieferen Schlaf wünschen.
- Bei Angst und Depressionen, auch bei chronischen Schmerzen greifen Patienten ebenso zu CBD, da sich schnell eine Linderung der Schmerzen einstellt.
- Zudem kann CBD Linderung bei Krebs herbeirufen, ebenso bei Fibromyalgie.

Studien testen im Moment sehr erfolgreich, das CBD in vielen Fällen das Wachstum von Tumoren hemmen könnte. Aktuell hilft es vielen Patienten die schlimmen Nebenwirkungen einer Chemotherapie zu lindern.

Was ist der Unterschied zwischen THC & CBD?

THC ist Tetrahydrocannabidiol, CBD ist ein Cannabidiol. Diese beiden Wirk- bzw. Inhaltsstoffe kommen in allen Cannabispflanzen vor.

Was ist CBD speziell?

Cannabidiol ist eine Cannabisverbindung mit einzigartigen, gesundheitlichen Vorteilen für die Medizin. CBD-Produkte mit Cannabis wirken wie erwähnt nicht psychoaktiv. THC hingegen hat psychoaktiv-wirkende Stämme. CBD wird daher bei Patienten eingesetzt, die unter Angst, Psychosen oder Depressionen leiden, ohne dabei die Lunge zu beeinträchtigen. Da es zudem entkrampfend wirkt, kommt es auch bei Krampfanfällen zum Einsatz.

Was ist THC speziell?

Als THC wird die chemische Verbindung des Cannabis bezeichnet. Tetrahydrocannabidiol, ist der Stoff, der für den „high"-Zustand sorgt. Doch neben den allzu bekannten „psychoaktiven" Merkmalen, finden sich für THC auch andere Anwendungsgebiete.

THC ist eine Chemikalie, sie gilt als Hauptauslöser für viele psychische Auswirkungen von Marihuana. Ihre Wirkungsweise ist ähnlich der von Cannabinoid Chemikalien. Sie werden vom Organismus natürlich erzeugt.

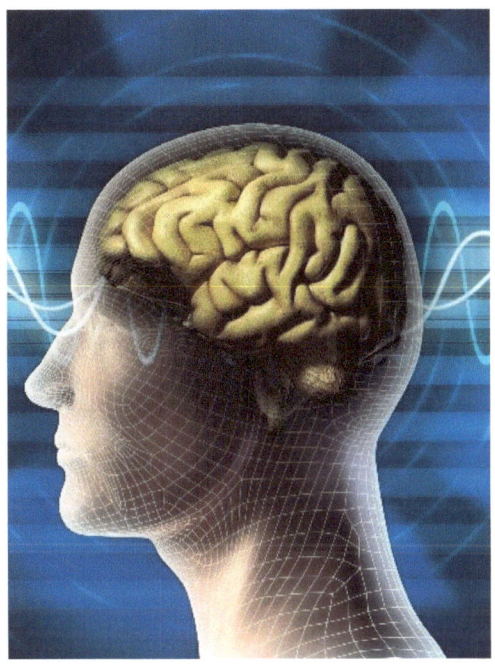

In speziellen Bereichen des Gehirns befinden sich die Cannabinoid-Rezeptoren, und zwar in konzentrierter Form. Sie stehen in Verbindung mit der Denkweise, der Koordinierung, dem Gedächtnis, der Erinnerung, der Lust, den Gefühlen, der Wahrnehmung der Zeit usw. THC verknüpft all diese Rezeptoren, aktiviert diese und nimmt somit Einfluss auf das Gedächtnis in Bezug auf die Motorik, dem konzentrierten Denken, dem Wahrnehmen von Sinnen und Gefühlen.

Warum macht nur THC psychoaktiv?

Ist von psychoaktivem Verhalten und Cannabis die Rede, geht es ausschließlich um die CB1 Cannabinoid-Rezeptoren, die im Gehirn und zentralen Nervensystem in einer Vielzahl zu finden sind. Der gravierende Unterschied zwischen THC und CBD liegt in erster Linie darin, wie die jeweilige Interaktivität mit den *CB1-Rezeptoren* erfolgt. Im Gegensatz zu CBD, dass sich nur mäßig mit den CB1-Rezeptoren verbindet, geschieht dies beim THC recht schnell.

Angstzustände

THC ist bekannt dafür, dass es bei Menschen Angst oder Paranoia auslösen kann. Es ist in etwa ein Gefühl, neben sich zu stehen, nicht mehr zu wissen, was geschieht, wer man ist, was um einen herum geschieht.

Bei CBD tritt das Gegenteil ein. Studien belegen, dass CBD tatsächlich an der Bekämpfung der durch den Konsum von THC aufkommenden Angst und Verwirrtheit agiert. Weiterhin ist bewiesen, dass CBD diese Angstzustände minimieren kann.

Rechtlicher Standpunkt bei THC

In vielen Ländern gibt es akribische Regeln und Gesetze in Bezug auf Marihuana und THC. In Bezug auf CBD sieht es anders aus, hier ist die Rechtslage weniger klar definiert.

In den USA z. B. ist CBD nicht legal. Jedoch wurde vor noch nicht allzu langer Zeit ein Cannabisarzneimittel namens Epidiolex von der amerikanischen Arzneimittelbehörde, kurz FDA, zugelassen, um es an Kindern mit schwerwiegender Epilepsie zu erforschen und zu testen.

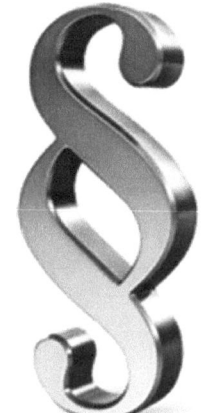

Andererseits ist CBD in Hanf zu finden, der in den Vereinigten Staaten auf legale Art und Weise verkauft und auch importiert wird.

Viele Unternehmen machten sich dies zum Vorteil und schlossen diese Marktlücke, in dem Sie „High-CBD-Hanf-Produkte" aus verschiedenen Ländern, in denen Hanf produziert wurde, importierten.

Die Zusammenhänge von „Vollspektrum" Produkten

Vollspektrum Produkte beinhalten außer CBD auch Flavonoide, chemische Verbindungen (Terpene) und weit mehr als 100 diverse Cannabinoide.

Jeder einzelne Inhaltsstoff der Hanfpflanze hat für sich spezielle, gesundheitsfördernde Auswirkungen. Nimmt man allerdings alle Stoffe auf einmal auf, entsteht der *„Entourage-Effekt"*, heißt: dadurch, dass alle Wirkstoffe zusammen eingenommen werden, die Wirkung immens höher und gebündelt ist.

Die psychoaktiven Eigenschaften werden sichtlich gemindert. Siehe nachstehende Grafik über das Vollspektrum CBD.

Vollspektrum CBD Produkte

Vollspektrum-Produkte enthalten neben CBD über 100 weitere Cannabinoide, Terpene und Flavonoide.

Bekannte Cannabinoide neben CBD:

Cannabigerol (CBG): Wirkt antibakteriell, hemmt das Wachstum von Krebszellen.
Cannabichromen (CBC): Wirkt schmerzlindernd und entzündungshemmend.
Cannabinol (CBN): Hilft bei Schlafstörungen und Schmerzen.

Terpene:

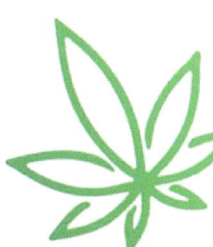

Myrcene: entzündungshemmend
Limonen: angstlösend, pilzhemmend
Humulene: schmerzlindernd
Pinene: erweitert die Bronchien
Linalool: krampflösend, schmerzlindernd
Caryophyllene: lindert Schlaflosigkeit, Antioxidans

Flavonoide weisen folgende Wirkungen auf:

- antiallergische und antiphlogistische Wirkung
- antivirale und antimikrobielle Wirkung
- antioxidative Wirkung
- antiproliferative und antikanzerogene Wirkung

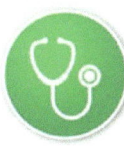

Wie wird generell CBD-Öl eingenommen?

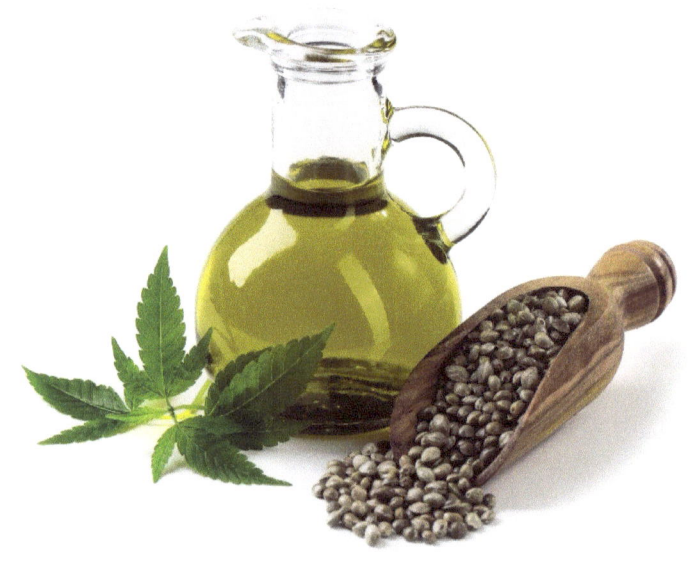

Wer keine Möglichkeit hat, sich sein Cannabis (med.) verschreiben zu lassen bzw. auf der Suche nach Produkten ohne den Rausch-Wirkstoff THC ist, sollte CBD-Öl versuchen. Hierzu wird man im Internet fündig. Man kann es legal bestellen, als Nahrungsergänzungsmittel. Voraussetzung ist, dass der Anteil von THC unter 0,2% liegt. Dieser Wert ist in Deutschland als Obergrenze erlaubt.

Durch das CBD-Öl kam es zu einer Wende, was Cannabis in Form und Eigenschaft betrifft. Die medizinische Therapie zeigte mehr Interesse und auch die Meinung in der Öffentlichkeit nahm ihre Wendung. Geht es heutzutage nicht mehr nur darum, ob Cannabis als homöopathisches Heilmittel wirkt, sondern wie CBD-Öl gezielt bei bestimmten Krankheitsbildern zum Einsatz kommt. Durch das minimale Risiko nehmen jetzt schon viele junge und ältere Menschen das Öl als Zusatz zur herkömmlichen Therapie als Ergänzung.

CBD als CBD-Öl Tropfen einnehmen

Wie alle anderen Öle gibt es auch das CBD-Öl in unterschiedlichen Konzentrationen. Normal sind Konzentrationen zwischen 3% und 20%. Die Höhe ist abhängig davon, welches Krankheitsbild und welcher Schweregrad vorliegen, zudem wie der allgemeine gesundheitliche Zustand des Patienten ist. Die Wirkstoffe gelangen direkt in den Organismus. Der Verdauungstrakt wird umgangen, da die Tropfen über die Schleimhäute im Mund aufgenommen werden. Auf direktem Weg gelangt das CBD in die Blutbahn.

Zu Beginn erfolgt die Einnahme abends vor der Nachtruhe. Hat der Körper die Veränderung akzeptiert und sich daran gewöhnt, steht der Einnahme 4- bis 6-mal am Tag nichts im Weg. Ca. alle 6 Stunden sollte die Einnahme erfolgen. Geht es Ihnen gut und fühlen Sie sich mit der täglichen Dosis wohl, liegt es an Ihnen zu entscheiden, ob Sie dabeibleiben oder die Dosis erhöhen. Probieren Sie, was Ihrem Körper guttut und wie Sie sich dabei fühlen.

Bei der Herstellung des Öls mit **CO_2 Extraktion** bleibt nicht nur CBD als Wirkstoff erhalten, sondern auch weitere wertvolle Inhaltsstoffe vom Hanf. Diese Stoffe nehmen untereinander Einfluss aufeinander und verbessern somit den Wirkungsgrad, den Entourage-Effekt. Wie bereits erwähnt, ist der Organismus in der Lage, durch das CBDa die zweifache Menge an CBD zu metabolisieren (CBDa stellt die CBD-Säure dar, also CBD-acid und damit die Vorstufe des CBD).

CBD-Öl in hochwertiger Form ist eine perfekte und guttuende Therapie-Ergänzung zur gewöhnlichen Behandlung, ebenso wird es zur Linderung von Beschwerden und auch vorbeugend eingesetzt.

Nebenwirkungen von CBD

Analysen und Studien belegen, dass das Cannabidiol Öl sehr gut verträglich ist und nur minimale Nebenwirkungen zu verzeichnen sind. Es wird zwar oft davon gesprochen, dass das Öl überhaupt keine Nebenwirkungen hat, dennoch ist es wichtig vor der Einnahme den Beipackzettel durchzulesen, um sich über die häufigsten, wenn auch sehr selten vorkommenden Nebenwirkungen zu informieren.

Dazu zählen:

- trockener Mund
- Ihr Appetit verändert sich
- der Blutdruck kann kurzzeitig absenken
- der Augeninnendruck ist für kurze Zeit erhöht

Im Vergleich zu vielen anderen Arzneimitteln, hat CBD nur geringe Nebenwirkungen. Im medizinischen Bereich wird es als sichere Substanz bezeichnet. Auch hier macht den Unterschied die korrekte Dosis aus.

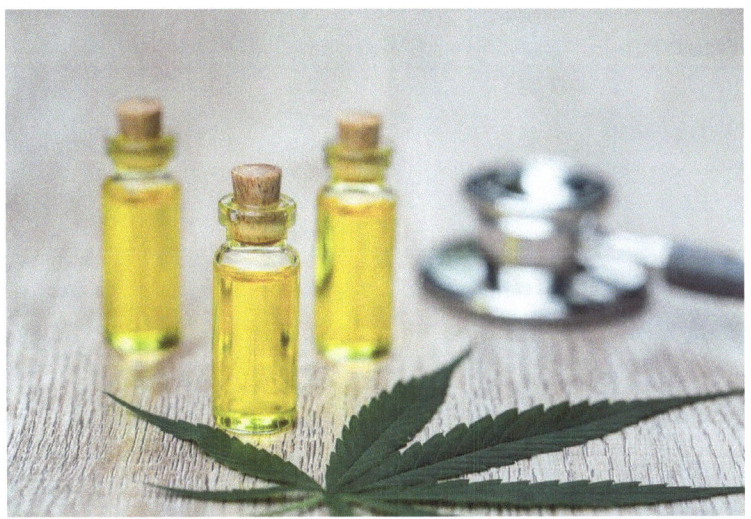

Wer das erste Mal CBD einnimmt, beginnt vorsichtshalber mit einer geringen Dosis. Man probiert es über 2 bis 3 Wochen, hat sich dann die gewünschte Wirkung nicht eingestellt, erhöht man stetig die Dosis.

Hinweis: Nicht jeder Körper ist gleich, jeder reagiert anders, es gibt auf der ganzen Welt keine zwei identischen Organismen. Sind Sie geduldig und hören auf An- und Warnzeichen Ihres Körpers, erzielen Sie beste und für Sie guttuende Ergebnisse.

Einfluss von CBD auf die Wirkung von Medikamenten

CBD harmoniert mit vielen Medikamenten. Spezielle Leberenzyme, z. B. Cytochrom P450 werden dadurch gehemmt. Cytochrom P450-Proteine kommen in allen Organen vor, und sind vor allem in den Leberzellen anzutreffen. Sie sind überwiegend in der Membran des endoplasmatischen Retikulums verankert. Sie dienen der Oxidation vieler körpereigener und körperfremder Substanzen.

Wird das CBD in hoher Dosis eingenommen, werden diese Enzyme vom Cannabinoid für kurze Zeit beeinflusst. Daher kann es passieren, das z. B. die Dauer des Abbaus von anderen Medikamenten vorübergehend veränderlich ist.

Es kann demnach passieren, dass sich die Wirkung von einzelnen Medikamenten verstärkt oder reduziert. Beispiel „*Grapefruitsaft*": er hat dieselbe hemmende Wirkung auf Enzyme wie CBD.

Fazit

Die meisten Nebenwirkungen sind für viele Anwender nicht relevant und von geringer Bedeutung. Zudem ist auch so, dass bekannte Nebenwirkungen erst noch durch Tests und Langzeitstudien unter Beweis zu stellen sind.

Möchten Sie reguläre Medikamente (verschreibungspflichtig) und CBD gemeinsam einnehmen, ist es ratsam im Vorfeld einen Arzt zu konsultieren, um im persönlichen Gespräch die Anwendung zu besprechen.

Grundsätzlich zu CBD:

- macht nicht abhängig
- agiert nicht in psychoaktiver Form
- birgt kein gesundheitliches Risiko
- geeignet zur Anwendung an Menschen und Tieren

Erfahrungsberichte zeigen, dass fast alle Anwender von einer Verbesserung ihrer Gesundheit profitierten und sich auch das allgemeine Wohlbefinden stark zum Positiven verändert hat. Frauen, die schwanger sind, sollten grundsätzlich kein CBD einnehmen.

TOP-Anbieter: Wie wir real bewertet haben

Alle von uns hier vorgestellten CBD und Hanf Produkte erfüllen bestimmte Voraussetzungen, bei denen es sich um die folgenden Merkmale handelt:

• die Pflanzen, aus denen die CBD Öle hergestellt wurden, stammen aus bio-zertifizierten und europäischem Anbau

• die Öle weisen keinen oder einen sehr geringen Anteil an THC auf

• alle CBD Öle gelten als legale und hochwertige Nahrungsergänzungsmittel

• die Öle verfügen neben CBD auch über viele wertvolle Inhaltsstoffe wie beispielsweise Omega 3/6-Fettsäuren und Terpene

• Hanflebensmittel sowie CBD-Kosmetika sind bio-zertifiziert und/oder nach Praxis der Good-Manufacturing-Practice (GMP) hergestellt worden.

Unsere Tests und Recherchen wurden nach folgenden Kriterien betrachtet

- Inhaltsstoffe und Herstellungsverfahren
- Geschmacksmuster, Farbgebung
- THC-Gehalt
- Laboranalysen & Zertifikate
- Verpackungs- & Kundeninformationen
- Onlinepräsenz
- Unser Fazit (Seriosität, Firmeninformationen, Highlights, Besonderheiten, etc.)

Mit dieser Kurzzusammenfassung der Ergebnisse unserer Produktetests erhalten Sie hier zu Beginn einen ersten Überblick über die genannten Testkriterien der jeweiligen CBD- und Hanf-Produkte.

Inhaltsstoffe und Herstellungsverfahren

Tatsache ist, dass alle vorgestellten Produkte sehr hochwertig sind. Trotzdem gibt es Unterschiede, die auch bei den Einzelproduktauflistungen zu sehen sind. Auch differieren z. B. die CBD Öle hinsichtlich verschiedener Kriterien wie beispielsweise die Konzentrationen an CBD und somit auch die Intensität der Wirkung. Üblicherweise können CBD Öle mit Konzentrationen von drei bis hin zu 30% oder mehr erworben werden.

Geschmacksmuster, Farbgebung

Im Allgemeinen werden CBD Öle im Zuge der Einnahme einfach in Form von Tropfen auf oder unter die Zunge appliziert. Meist dient Hanföl als Träger für das CBD Öl, weshalb zahlreiche Konsumenten dessen Geschmack als unangenehm empfinden.

Sicher ist, dass die von uns getesteten CBD Öle sich im Geschmack etwas unterscheiden. Auch bei allen CBD-Kosmetika wurde nicht nur die Konsistenz und der Geruch unter die Lupe genommen, sondern auch die tatsächliche Wirksamkeit der Inhaltsstoffe auf den entsprechenden Hautstellen.

Deshalb haben wir die Produkte von unterschiedlichen Personen testen lassen und u.a. die Geschmacks- & Geruchsvarianten entsprechend annähernd beschrieben.

THC-Gehalt

Einer der wichtigsten Punkte in Betrachtung der gesetzlichen Regelung. Auch hier wurde jedes Produkt nach den jeweils erlaubten THC-Gehaltsangaben pro Land (Deutschland, Österreich und Schweiz) unter die Lupe genommen.

Laboranalysen & Zertifikate

Um die Reinheit und die Transparenz zur Herstellung dieser hochwertigen Produkte garantieren zu können, haben wir alle Hersteller nach unabhängigen Laboranalysen gefragt, die überprüft und entsprechend gekennzeichnet wurden. So kann jeder Konsument sicher sein, dass ein einwandfreies Erzeugnis produziert worden ist.

Verpackungs- & Kundeninformationen

Ein weiterer Aspekt der Bewertung ist, welchen Eindruck ein Produkt hinterlässt. Soll heißen, dass Verpackungsangaben und evtl. beigefügte Kundeninformationen zum Produkt eine Rolle spielen. Zusatzinformationen wie Verzehrempfehlungen (speziell von CBD-Ölen), etc. ist für uns ein bewertungsrelevanter Punkt.

Die Highlights der TOP-Anbieter A-Z

Firmenvorstellung, Produktetests, Fazit

Nachfolgend finden Sie die Firmenpräsentationen inkl. deren Produktedetails und einem Fazit unsererseits:

HANAFSAN®

Dr. Feurstein Medical Hemp GmbH

Obere Gamsfeldstraße 8A

6844 Altach / Österreich

https://www.hanafsan.com

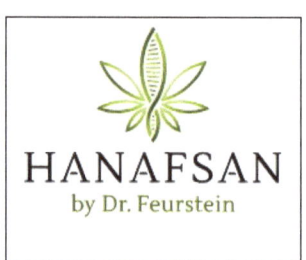

Das Unternehmen:

HANAFSAN® – Ihr Experte für zertifizierte CBD Produkte und Bio Hanf Nahrungsmittel

Wenn Sie sich für das Thema Cannabis interessieren, führt kein Weg an dem pharmazeutischen und Bio zertifizierten Unternehmen Dr. Feurstein Medical Hemp GmbH vorbei. Mit der eigenen Marke HANAFSAN® werden in Flagship Stores in Götzis (Österreich) und in Konstanz (Deutschland) sowie im eigenen Online-Shop hochwertige und zertifizierte CBD Produkte und Bio Hanf Lebensmittel angeboten.

„Wir haben uns zum Ziel gesetzt, den nahrungsergänzenden und therapeutischen Nutzen der Pflanze Cannabis gesundheitsbewussten Menschen näher zu bringen. Das Potential von Hanf ist offensichtlich, wissenschaftlich belegt und anerkannt unter Experten" erklärt Geschäftsführer Dr. Daniel Feurstein.

Durch Fachkompetenz und eigene Produktion im Vorarlberger Rheintal hat sich die Marke HANAFSAN® innerhalb kürzester Zeit zu einem über die Grenzen hinweg bekannten Namen entwickelt, der für sich selbst steht. Das Wort „Hanaf" stammt aus dem Althochdeutschen und bedeutet Hanf. „San" ist eine Abkürzung des lateinischen Worts sanare und bedeutet heilen.

Die Produkte von HANAFSAN® überzeugen durch ihre erstklassige und gleichbleibende Qualität - und diese hat offensichtlich oberste Priorität. Als Rohstoff werden ausschliesslich zertifizierte und biologisch kultivierte EU Nutzhanfsorten verwendet. Aufklärung und Öffentlichkeitsarbeit sind ebenso bedeutsam für das Unternehmen wie der ständige Austausch mit Apothekern, Ärzten, Therapeuten und Patientenvereinigungen.

Besuchen Sie uns auf www.hanafsan.com und erfahren Sie mehr über das Potential der Pflanze Hanf.

Unser Fazit:

Wir haben das Unternehmen **HANAFSAN®** als einer der besten Hanf- & CBD-Produktehersteller kennengelernt, welches uns voll und ganz überzeugen konnte. Die hervorragende Qualität aller getesteten Produkte mit deren zertifizierten Prozessabläufen

gemäß der international gültigen Herstellungspraxis nach Good-Manufacturing-Practice (GMP) war durchgängig erstklassig zu bewerten.
Der Geschäftsführer und Gründer Dr. Daniel Feurstein von HANAFSAN® hat sich zum Ziel gesetzt, den nahrungsergänzenden als auch medizinisch-therapeutischen Nutzen der Pflanze Hanf gesundheitsbewussten Menschen und Patienten näherzubringen. Über die Herstellung von Arzneimitteln und Kosmetika bis hin zur Erforschung und Entwicklung von medizinischem Hanf kann das Unternehmen eine professionelle und fundamentale Basis aufweisen.

Die eigene Herstellung von Bio-CBD-Ölen und Tinkturen (*Hanf Extrakt CBD Öl 5% bis 15%*) sowie die transparente Produktion von allen Bio-Kosmetika (z. B. *Hanf Creme 900 mg CBD*) besitzen unabhängige Laborzertifikate und gültige Analysen.

Wir möchten erwähnen, dass Herr Dr. Feurstein mit seinem Team auch ein Vorreiter von innovativen Neuprodukten ist. Dazu zählt beispielsweise das Produkt „*Hanf Extrakt zum Ölziehen mit 0,3% Cannabidiol*", das für viele gesundheitsbewusste Menschen zur Mundhygiene, Stärkung der Zähne, des Zahnfleisches und des Kiefers gedacht ist. Kein uns bekannter Anbieter hat diese Produktneuheit im Sortiment.

Mit lokalen Läden vor Ort in Österreich (Götzis) und Deutschland (Konstanz) kann HANAFSAN® innerhalb kürzester Zeit (1-2 Tagen) die Kunden beliefern. Auch eine direkte Lieferung aus der Schweiz durch das zentralgelegene Lager in Zürich kann eine vollständige Abdeckung in der D-A-CH-Region garantiert werden.

Über den ansprechend gestalteten Onlineshop https://www.hanafsan.com können diese hochwertigen Produkte bequem bestellt werden.

Unsere Bewertung für HANAFSAN®: Die Qualität und Reinheit von allen Hanf- & CBD-Produkten dieses TOP-Anbieters sind absolut empfehlenswert und ein „Muss" für alle Interessierten.

Getestete und empfohlene Produkte:
HANAFSAN: Hanf Extrakt CBD ÖL 5%

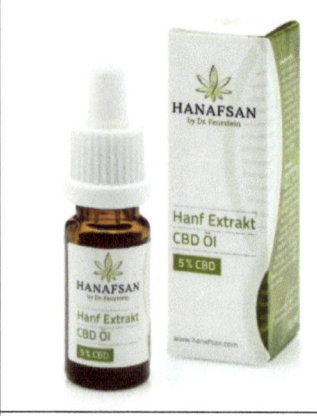	**HANAFSAN®** **Hanf Extrakt CBD ÖL 5% 10 ml**
Inhalt:	Hanf Extrakt in Bio-Hanfsamen-Öl, 500 mg CBD-Gehalt (5% CBD), volles Pflanzenstoff-spektrum, carboxyliert, Bio zertifiziert
Geschmack:	Mild, nussig, **neutral**
Farbe:	Grünlich-gelb
THC-Gehalt:	Kein THC
Verpackung:	Handelsübliche Pipettenflasche 10 ml, Beipackzettel, Verzehrempfehlung
Kundeninformationen:	Herstellungspraxis nach Good-Manufacturing-Practice (GMP), Zertifiziert durch unabhängige und gültige Laboranalysen, Gebrauchsinformationen für weitere Produkte
Onlinepräsenz:	https://www.hanafsan.com

Getestete und empfohlene Produkte:
HANAFSAN: Hanf Extrakt CBD Öl 10%, 10 ml

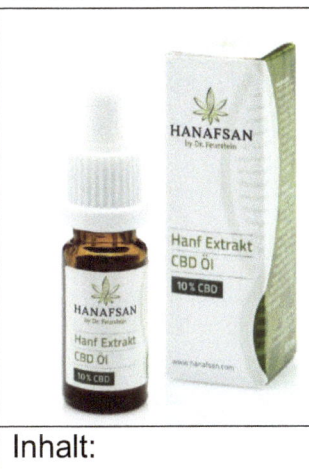	**HANAFSAN®** Hanf Extrakt CBD Öl 10%, 10 ml
Inhalt:	Hanf Extrakt in Bio-Hanfsamen-Öl, 1000 mg CBD-Gehalt (10% CBD), volles Pflanzenstoff-spektrum, carboxyliert, Bio zertifiziert
Geschmack:	Mild, nussig, **neutral**
Farbe:	Grünlich-gelb
THC-Gehalt:	Kein THC
Verpackung:	Handelsübliche Pipetten-flasche 10 ml, Beipack-zettel, Verzehrempfehlung
Kundeninformationen:	Herstellungspraxis nach Good-Manufacturing-Practice (GMP), Zertifiziert durch unabhängige und gültige Laboranalysen, Gebrauchsinformationen für weitere Produkte
Onlinepräsenz:	https://www.hanafsan.com

Getestete und empfohlene Produkte:
HANAFSAN: Hanf Extrakt CBD Öl 15%, 10 ml

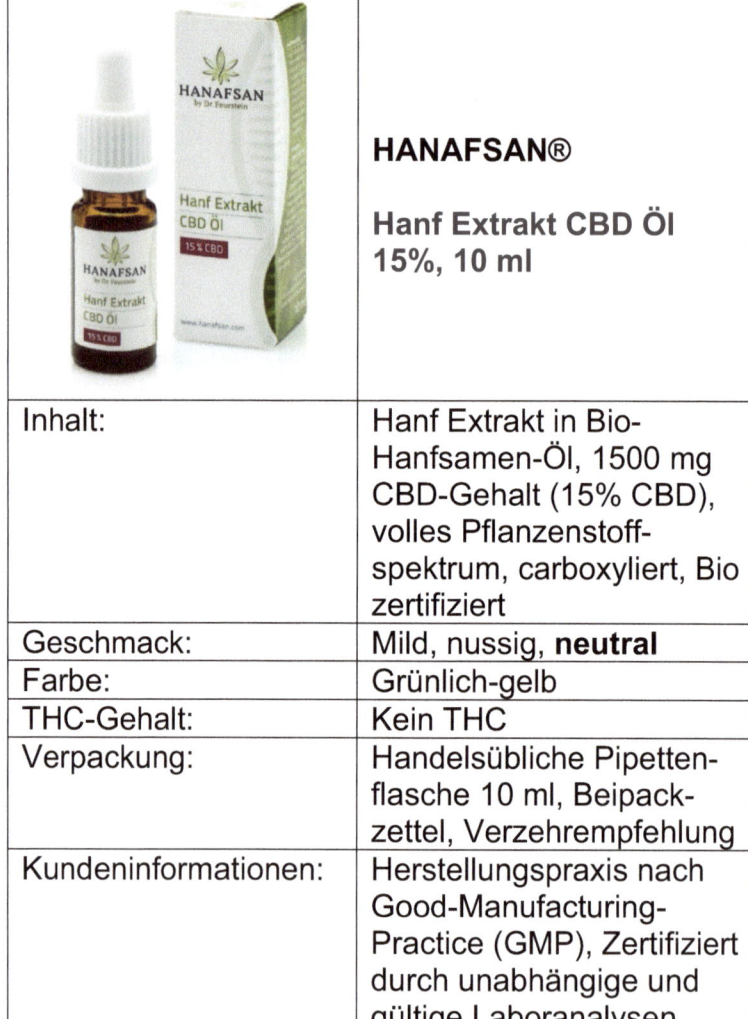	**HANAFSAN®** Hanf Extrakt CBD Öl 15%, 10 ml
Inhalt:	Hanf Extrakt in Bio-Hanfsamen-Öl, 1500 mg CBD-Gehalt (15% CBD), volles Pflanzenstoff-spektrum, carboxyliert, Bio zertifiziert
Geschmack:	Mild, nussig, **neutral**
Farbe:	Grünlich-gelb
THC-Gehalt:	Kein THC
Verpackung:	Handelsübliche Pipetten-flasche 10 ml, Beipack-zettel, Verzehrempfehlung
Kundeninformationen:	Herstellungspraxis nach Good-Manufacturing-Practice (GMP), Zertifiziert durch unabhängige und gültige Laboranalysen, Gebrauchsinformationen für weitere Produkte
Onlinepräsenz:	https://www.hanafsan.com

Getestete und empfohlene Produkte:
HANAFSAN: Hanf Extrakt CBD Tinktur 10%, 10 ml

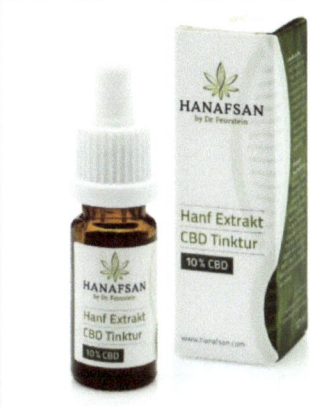	**HANAFSAN®** **Hanf Extrakt CBD Tinktur 10%, 10 ml**
Inhalt:	Hanf Extrakt in Bio-Weingeist (Bio-Alkohol), 1000 mg CBD-Gehalt (10% CBD), Bio zertifiziert
Geschmack:	Leicht nussig, **alkoholhaltig**
Farbe:	Grünlich-gelb
THC-Gehalt:	Kein THC
Verpackung:	Handelsübliche Pipettenflasche 10 ml, Beipackzettel Anwendungsempfehlung
Kundeninformationen:	Herstellungspraxis nach Good-Manufacturing-Practice (GMP), Zertifiziert durch unabhängige und gültige Laboranalysen, Gebrauchsinformationen für weitere Produkte
Onlinepräsenz:	https://www.hanafsan.com

Getestete und empfohlene Produkte:
HANAFSAN: **Hanf Creme 900 mg CBD, 30 ml**

	HANAFSAN® **Hanf Creme 900 mg CBD, 30 ml** Bio Naturkosmetik (handgerührt)
Inhalt:	900 mg Cannabidiol (CBD), Bio Sheabutter, Bio Aloe Vera, Bio Hanföl, natürliches Vitamin E, Omega Fettsäuren, handgeführt, 100% pflanzlich
Geruch:	Duftend, angenehm
Farbe:	Gelb-ocker, grünlich
THC-Gehalt:	Kein THC
Verpackung:	30 ml Tube, Beipackzettel, Anwendungsempfehlung
Kundeninformationen:	Herstellungspraxis nach Good-Manufacturing-Practice (GMP), Zertifiziert durch unabhängige und gültige Laboranalysen, Gebrauchsinformationen für weitere Produkte vorhanden
Onlinepräsenz:	https://www.hanafsan.com

Getestete und empfohlene Produkte:
HANAFSAN: Hanf Extrakt zum Ölziehen 0,3% CBD

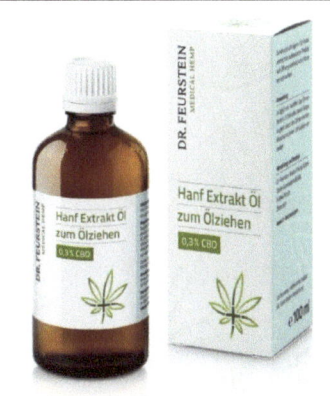	**HANAFSAN®** **Hanf Extrakt zum Ölziehen mit 0,3% CBD, 100 ml**
Inhalt:	Bio Hanfsamen Öl (enthält Extrakt aus Hanf Blättern mit 0.3% natürlichem vorkommendem Cannabidiol, Bio zertifiziert
Geschmack:	Mild, nussig, **neutral**
Farbe:	Grünlich-gelb
THC-Gehalt:	Kein THC
Verpackung:	100 ml Fläschchen, Beipackzettel, Anwendungsempfehlung
Kundeninformationen:	Herstellungspraxis nach Good-Manufacturing-Practice (GMP), Zertifiziert durch unabhängige Laboranalysen, Gebrauchsinformationen für weitere Produkte vorhanden
Onlinepräsenz:	https://www.hanafsan.com

Getestete und empfohlene Produkte:
HANAFSAN: Bio Hanf Tee 40 g

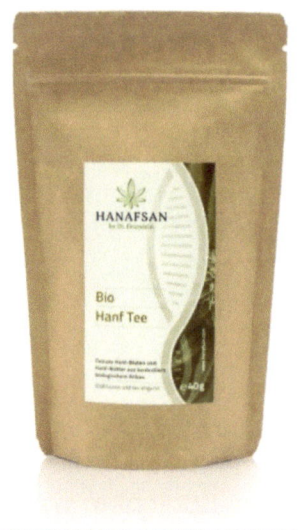	**HANAFSAN®** **Bio Hanf Tee 40 g**
Inhalt:	Feinste Hanf-Blüten und Hanf-Blätter aus kontrolliert biologischem Anbau, Bio zertifiziert
Geschmack:	Milder Hanfgeschmack
Farbe:	Grünlich
THC-Gehalt:	Kein THC
Verpackung:	Wiederverschließbar, 40 g
Kundeninformationen:	Herstellungspraxis nach Good-Manufacturing-Practice (GMP), Gebrauchsinformationen für weitere Produkte vorhanden
Onlinepräsenz:	https://www.hanafsan.com

Getestete und empfohlene Produkte:
HANAFSAN: Bio Hanf Protein Shake (Kokosnuss)

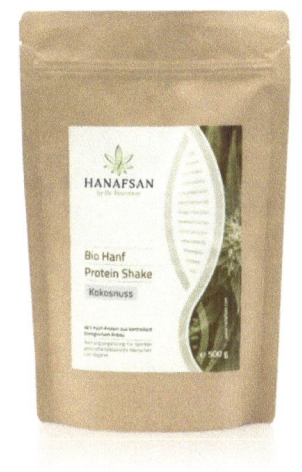	**HANAFSAN®** **Bio Hanf Protein Shake** (Kokosnuss), 500 g
Inhalt:	Hanfsamen-,Proteinpulver*, Kokosnussmehl* (11.5%), Kokosblütenzucker*, natürliches Aroma (<2%).* aus ökologischer Landwirtschaft, Bis zu 40% Hanf-Protein, Bio zertifiziert
Geschmack:	Hanfgeschmack mit leichter Geschmacksnote „Kokosnuss"
Farbe / Beschaffenheit:	Grünlich, pulverig
THC-Gehalt:	Kein THC
Verpackung:	Wiederverschließbar, 500 g
Kundeninformationen:	Herstellungspraxis nach Good-Manufacturing-Practice (GMP), Gebrauchsinformationen für weitere Produkte vorhanden
Onlinepräsenz:	https://www.hanafsan.com

Optima Formula BV
Raadhuislaan 5
3271 BS Mijnsheerenland / NL
Deutschland / Lager in Freiburg
https://www.optimaformula.com

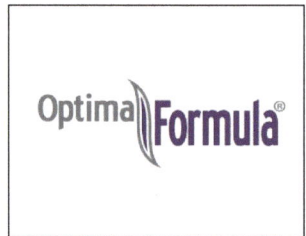

Das Unternehmen:

Optima CBD ist ein erfahrenes Unternehmen mit dem Wunsch nach mehr. Wir sind der Meinung, dass jeder Zugang zu Cannabis und dessen Vorteile haben sollte, denn es würde die Welt zu einem besseren und gesünderen Ort machen. Deshalb fordern wir die Legalisierung von Cannabis – am besten weltweit!
Optima Formula arbeitet an der Entwicklung vieler Produkte und dessen Kombinationen von Cannabinoiden. Wir haben mehrere Studien am Laufen für Medizin für die Zukunft. Momentan haben wir das breiteste Assortiment unterschiedlicher Cannabinoide auf den Markt. Unsere Möglichkeiten, ein noch besseres und optimaleres Produkt herzustellen, werden sich um ein Vielfaches erweitern, wenn sich die Rechtslage zur Verwendung und Herstellung von THC Produkten geändert hat.

Bei Optima Formula haben wir höchste Standards für Qualität und Reinheit. Alle Punkte von der Kultivierung unserer einzigartigen und patentierten Pflanzen bis hin zum Versand werden in unserem

Betrieb erfüllt. Zusätzlich haben wir stattlich anerkannte und unabhängige Labore beauftragt, unser Produkt regelmäßig zu prüfen. Dies garantiert, dass unsere Produkte eines der besten Cannabinoide Produkte auf dem Markt ist – sowohl innerhalb als auch außerhalb der Niederlande.

Unser Fazit:
Dieses niederländische Unternehmen ist sicherlich bahnbrechend im Bereich Neuheiten von CBD-Produkten, denn **Optima Formular** ist nicht nur ein hervorragender Lieferant für Apotheken und Therapeuten, sondern bietet auch für den Verbraucher eine bemerkenswerte Palette an unterschiedlichen Cannabinoid-Öle wie 5% CBG-Öle (Cannabigerol), 2% CBN-Öle (Cannabinol) und 1,5% CBC-Öle (Cannabichrome-Extrakt) an.
Der Hersteller bescheinigt sogar, dass während des gesamten Züchtungsprozesses der hauseigenen EU-zertifizierten Hanfpflanzen eigens dafür ein gereinigtes und vitalisiertes Quellwasser zur Bewässerung verwendet wird. Bei allen unseren Tests konnten wir hochwertige und erstklassige Qualität bescheinigen.
Weitere Informationen werden im Onlineshop unter https://www.optimaformula.com angeboten. Durch ein Zentrallagers in Deutschland (Freiburg) können auch alle Produkte innerhalb weniger Tage ausgeliefert werden. Es lohnt sich, diesen hervorragenden Anbieter online zu besuchen und sich überzeugen zu lassen.

Getestete und empfohlene Produkte:
Optima Formula: **OptimaCBD - Hanf CBD Öl 4%**

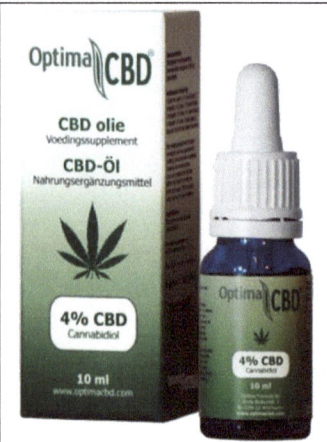	**OptimaCBD** **Hanf CBD Öl 4%, 10 ml** (Nahrungsergänzungsmittel)
Inhalt:	Bio-Hanfsamen-Öl, 400 mg CBD-Gehalt (4% CBD) CO_2-Extraktion, 100% biologisch und zertifiziert
Geschmack:	Mild, nussig, **neutral**
Farbe:	Gelblich-hell
THC-Gehalt:	Kein THC
Verpackung:	Handelsübliche Pipetten-flasche 10 ml, Beipackzettel, Verzehrempfehlung
Kundeninformationen:	Herstellungspraxis nach Good-Manufacturing-Practice (GMP), Zertifiziert durch unabhängige und gültige Labor-analysen, Gebrauchs-informationen für weitere Produkte vorhanden
Onlinepräsenz:	www.optimaformula.com

Getestete und empfohlene Produkte:
Optima Formula: **OptimaCBD - Hanf CBD Öl 10%**

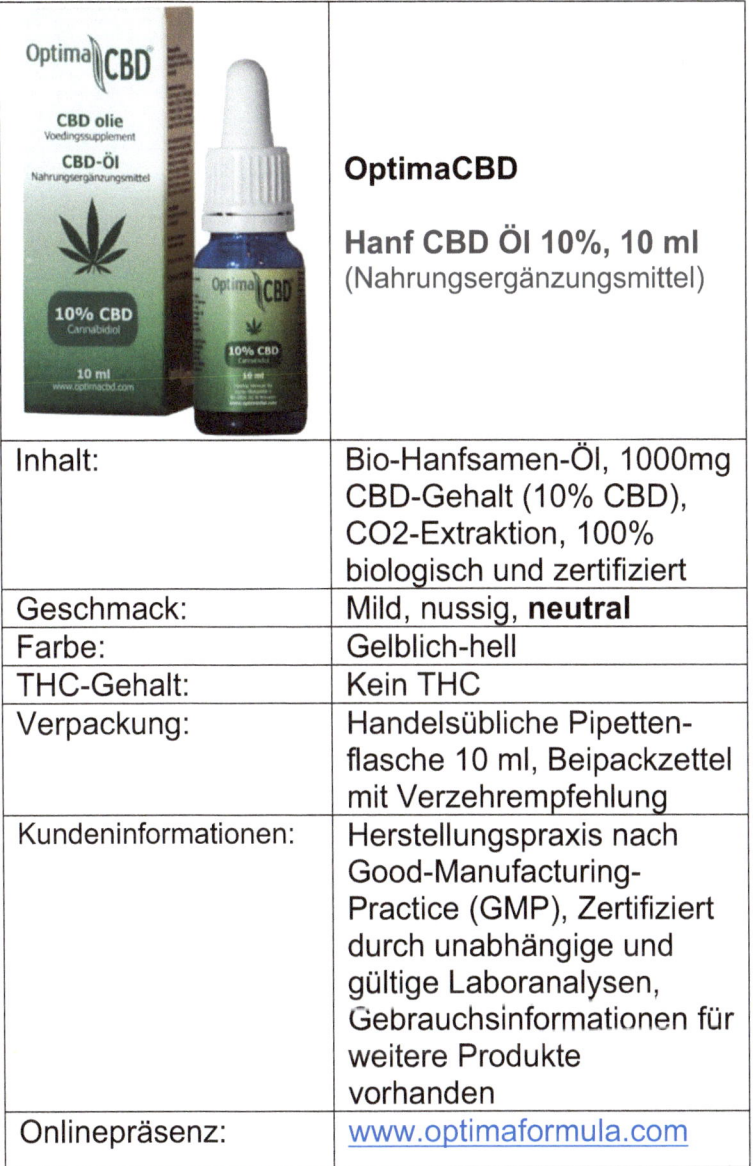	**OptimaCBD** **Hanf CBD Öl 10%, 10 ml** (Nahrungsergänzungsmittel)
Inhalt:	Bio-Hanfsamen-Öl, 1000mg CBD-Gehalt (10% CBD), CO_2-Extraktion, 100% biologisch und zertifiziert
Geschmack:	Mild, nussig, **neutral**
Farbe:	Gelblich-hell
THC-Gehalt:	Kein THC
Verpackung:	Handelsübliche Pipettenflasche 10 ml, Beipackzettel mit Verzehrempfehlung
Kundeninformationen:	Herstellungspraxis nach Good-Manufacturing-Practice (GMP), Zertifiziert durch unabhängige und gültige Laboranalysen, Gebrauchsinformationen für weitere Produkte vorhanden
Onlinepräsenz:	www.optimaformula.com

Getestete und empfohlene Produkte:
Optima Formula: **OptimaCBD - Hanf CBD Öl 20%**

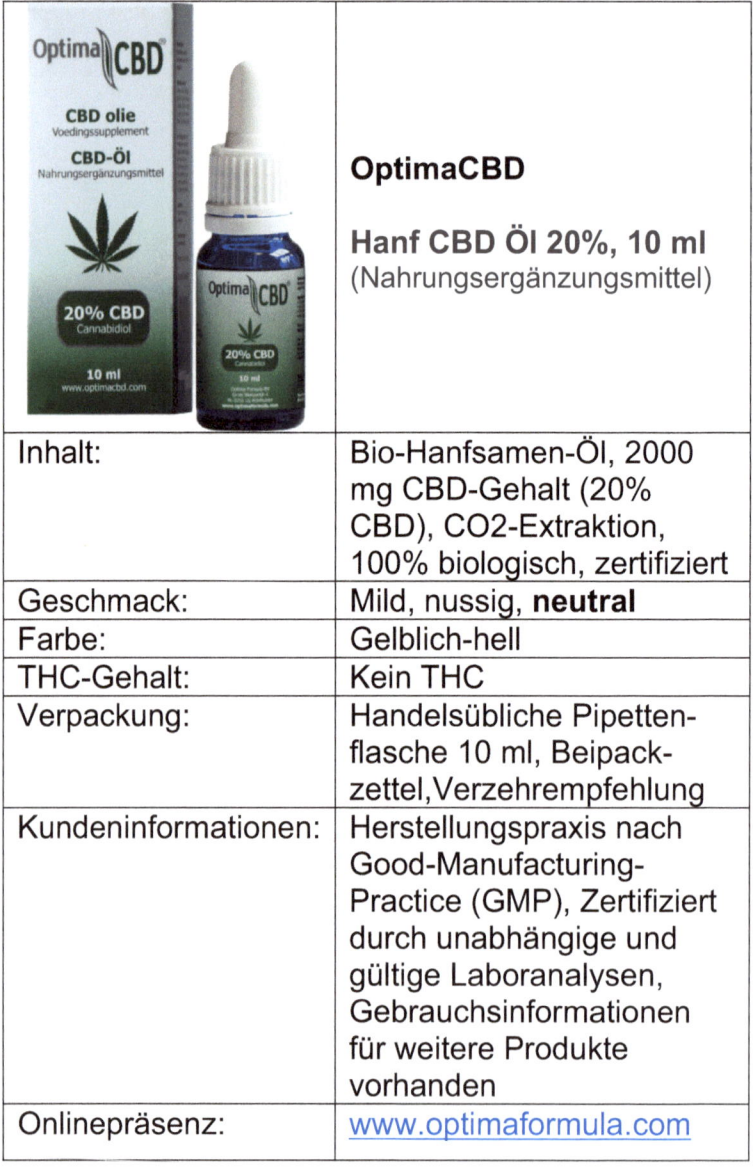	**OptimaCBD** **Hanf CBD Öl 20%, 10 ml** (Nahrungsergänzungsmittel)
Inhalt:	Bio-Hanfsamen-Öl, 2000 mg CBD-Gehalt (20% CBD), CO_2-Extraktion, 100% biologisch, zertifiziert
Geschmack:	Mild, nussig, **neutral**
Farbe:	Gelblich-hell
THC-Gehalt:	Kein THC
Verpackung:	Handelsübliche Pipetten-flasche 10 ml, Beipack-zettel, Verzehrempfehlung
Kundeninformationen:	Herstellungspraxis nach Good-Manufacturing-Practice (GMP), Zertifiziert durch unabhängige und gültige Laboranalysen, Gebrauchsinformationen für weitere Produkte vorhanden
Onlinepräsenz:	www.optimaformula.com

Getestete und empfohlene Produkte:
Optima Formula: **OptimaCBG** - Hanf CBG Öl 5%

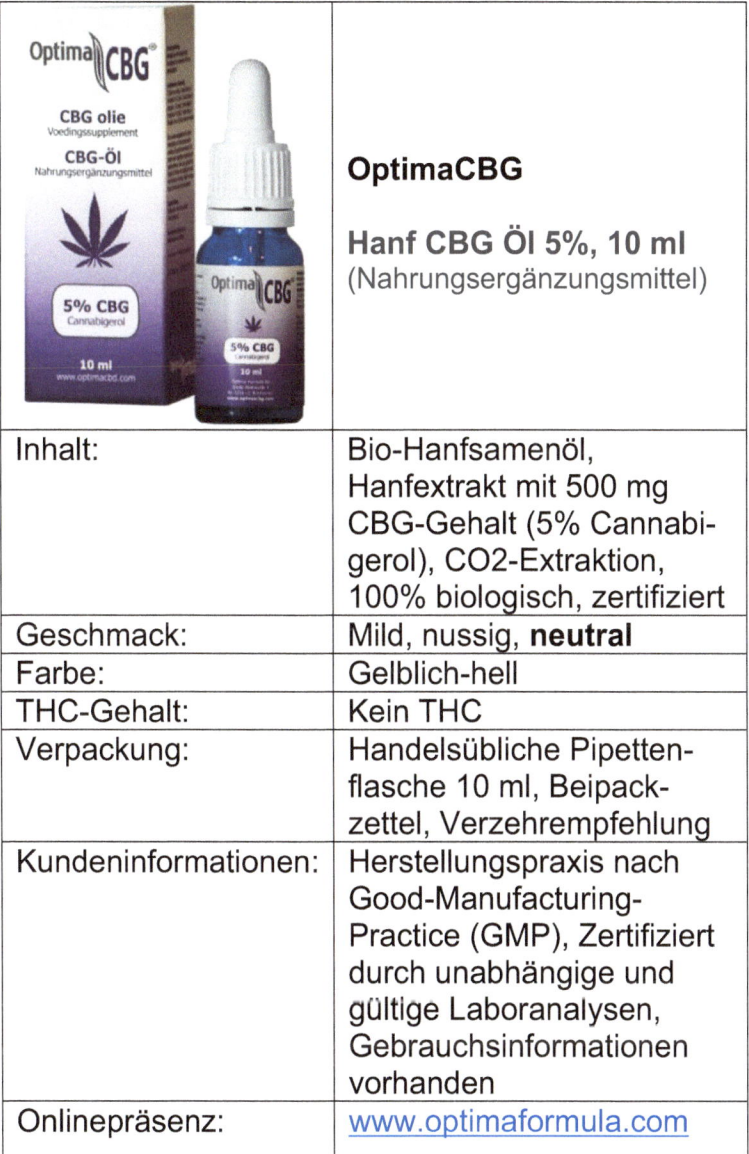	**OptimaCBG** **Hanf CBG Öl 5%, 10 ml** (Nahrungsergänzungsmittel)
Inhalt:	Bio-Hanfsamenöl, Hanfextrakt mit 500 mg CBG-Gehalt (5% Cannabigerol), CO_2-Extraktion, 100% biologisch, zertifiziert
Geschmack:	Mild, nussig, **neutral**
Farbe:	Gelblich-hell
THC-Gehalt:	Kein THC
Verpackung:	Handelsübliche Pipettenflasche 10 ml, Beipackzettel, Verzehrempfehlung
Kundeninformationen:	Herstellungspraxis nach Good-Manufacturing-Practice (GMP), Zertifiziert durch unabhängige und gültige Laboranalysen, Gebrauchsinformationen vorhanden
Onlinepräsenz:	www.optimaformula.com

Getestete und empfohlene Produkte:
Optima Formula: **OptimaALPHA- Alpha CBD Öl 5%**

	OptimaALPHA **Alpha CBD Öl 5%, 10 ml** (Nahrungsergänzungsmittel)
Inhalt:	Cannabinoid-Komplex mit CBD (Cannabidiol), CBDV (Cannabidivarine), THCV (Tetrahydrocannabivarin) und CBG (Cannabigerol), 100% biologisch, zertifiziert
Geschmack:	Mild, nussig, **neutral**
Farbe:	Gelblich-hell
THC-Gehalt:	Kein THC
Verpackung:	Handelsübliche Pipettenflasche 10 ml, Beipackzettel, Verzehrempfehlung
Kundeninformationen:	Herstellungspraxis nach Good-Manufacturing-Practice (GMP), Zertifiziert durch unabhängige und gültige Laboranalysen, Gebrauchsinformationen vorhanden
Onlinepräsenz:	www.optimaformula.com

Getestete und empfohlene Produkte:
Optima Formula: **OptimaCBN** – CBN-Öl 2%, 10 ml

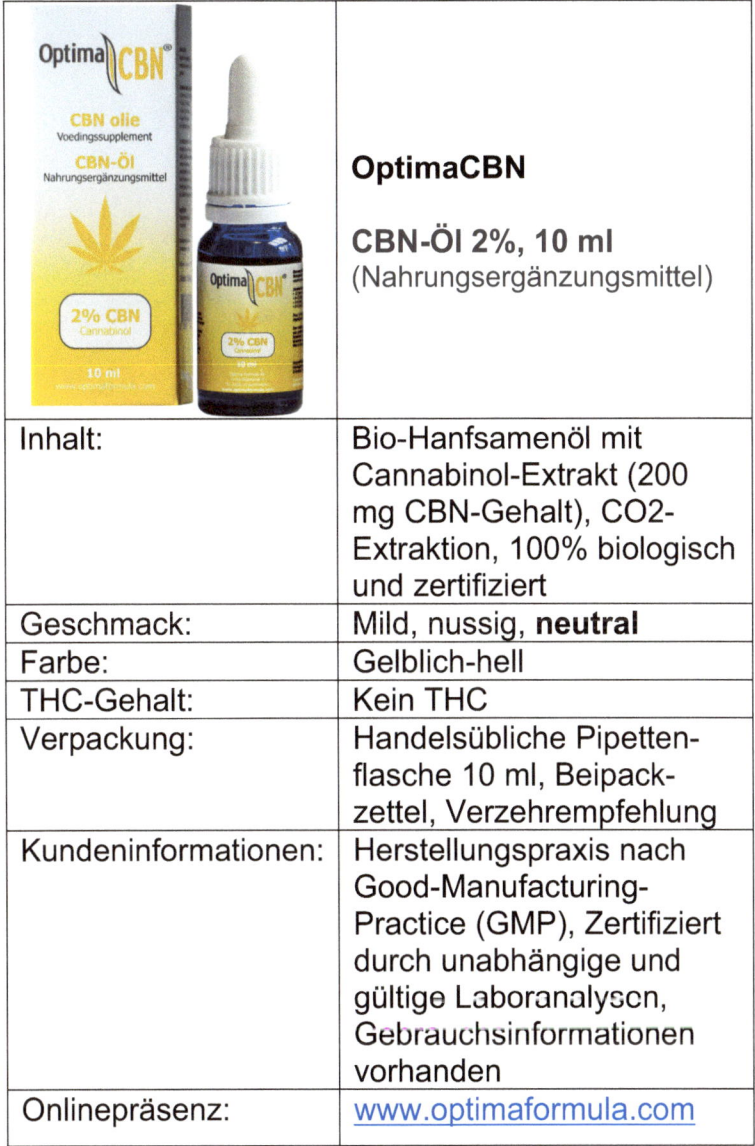	**OptimaCBN** **CBN-ÖI 2%, 10 ml** (Nahrungsergänzungsmittel)
Inhalt:	Bio-Hanfsamenöl mit Cannabinol-Extrakt (200 mg CBN-Gehalt), CO2-Extraktion, 100% biologisch und zertifiziert
Geschmack:	Mild, nussig, **neutral**
Farbe:	Gelblich-hell
THC-Gehalt:	Kein THC
Verpackung:	Handelsübliche Pipettenflasche 10 ml, Beipackzettel, Verzehrempfehlung
Kundeninformationen:	Herstellungspraxis nach Good-Manufacturing-Practice (GMP), Zertifiziert durch unabhängige und gültige Laboranalysen, Gebrauchsinformationen vorhanden
Onlinepräsenz:	www.optimaformula.com

Getestete und empfohlene Produkte:
Optima Formula: **OptimaCBC - CBC-Öl 1,5%, 10ml**

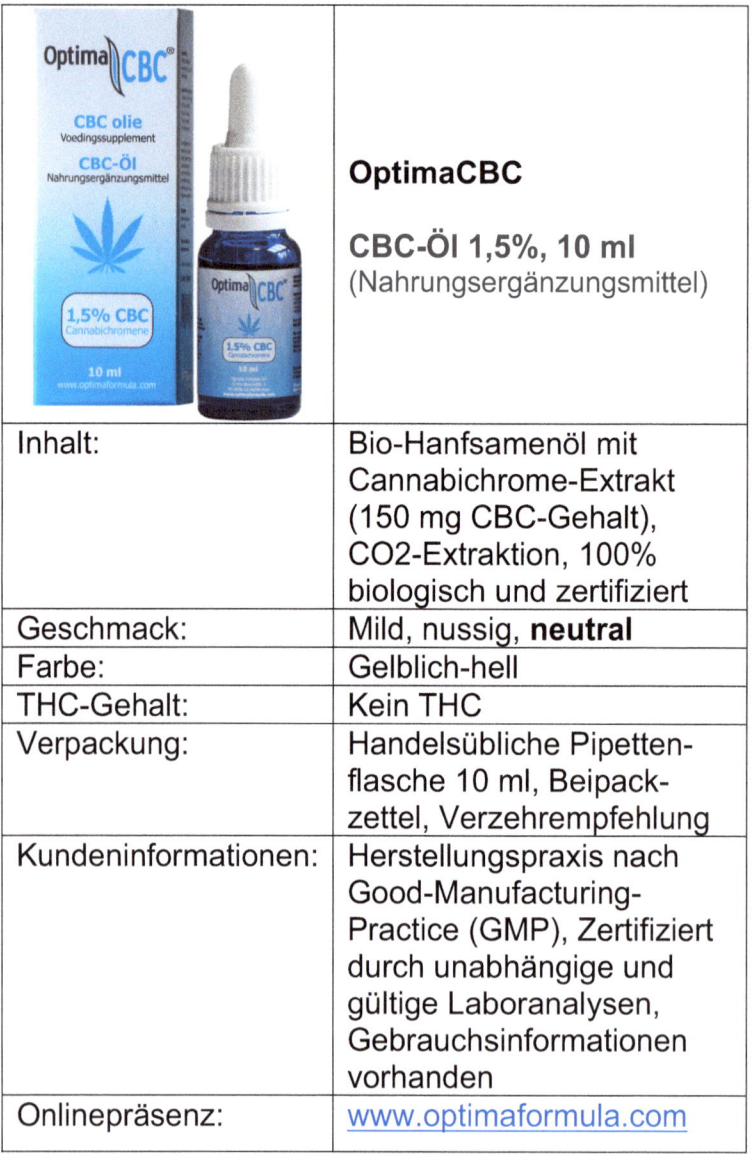	**OptimaCBC** **CBC-ÖI 1,5%, 10 ml** (Nahrungsergänzungsmittel)
Inhalt:	Bio-Hanfsamenöl mit Cannabichrome-Extrakt (150 mg CBC-Gehalt), CO2-Extraktion, 100% biologisch und zertifiziert
Geschmack:	Mild, nussig, **neutral**
Farbe:	Gelblich-hell
THC-Gehalt:	Kein THC
Verpackung:	Handelsübliche Pipettenflasche 10 ml, Beipackzettel, Verzehrempfehlung
Kundeninformationen:	Herstellungspraxis nach Good-Manufacturing-Practice (GMP), Zertifiziert durch unabhängige und gültige Laboranalysen, Gebrauchsinformationen vorhanden
Onlinepräsenz:	www.optimaformula.com

Swiss Queen GmbH

Brandstrasse 49

8952 Schlieren

Schweiz

https://swissqueen.ch

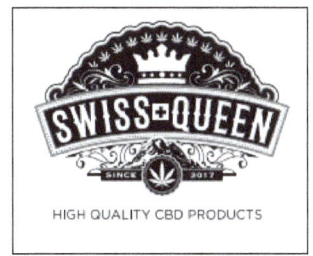

Das Unternehmen:

Swiss Queen GmbH ist ein Schweizer Forschungs- und Produktionsunternehmen im Bereich Cannabis.

Swiss Queen GmbH spezialisiert sich auf die Entwicklung der Genetik, auf den biologischen und organischen Anbau der Hanfpflanze sowie auf die fachgerechte Weiterverarbeitung des Rohstoffs zu hochwertigen Endprodukten für dessen Endverbraucher.

Vom Setzen des Samens bis zum Verkauf des Endproduktes pflegen und betreuen wir unsere Pflanzen mit Leidenschaft und Herzblut.

Mit unseren täglichen Bemühungen wollen wir einen sicheren Zugang zu Produkten der Cannabis Pflanze gewähren und in diesem Prozess generationsübergreifend für Aufklärung sorgen.

Unser Fazit:

Wir haben diese Firma als eines der besten Schweizer Unternehmen in Bezug auf Qualität der angebotenen CBD-Produkte kennengelernt. Durch unsere Tests mit den CBD-Ölen (Bio CBD-ÖL 10% und Bio CBD - ÖL 20%) haben wir eine feine Geschmacksnote, reine Qualität und hohe Bioverfügbarkeit feststellen können.

Auch in Sachen Bio-Kosmetik mit CBD kann sich **Swiss Queen GmbH** bei den ganz „Großen" auf Augenhöhe messen lassen, denn die hochwertige Verarbeitung der angebotenen Produkte (wie z. B. Body Lotion 100 ml oder Hand Creme 30 ml) sind absolut überzeugend und von bester Qualität.

Man merkt sofort die Professionalität der Beschaffenheit und deren Inhaltsstoffe. Anerkennenswert ist auch zu erwähnen, dass dieses Unternehmen innerhalb von drei Jahren es geschafft hat, diese hochwertigen Produkte auf den Markt zu bringen.

Auf der Internetseite https://swissqueen.ch können weitere Produkte und Informationen abgerufen werden.

Getestete und empfohlene Produkte:
SWISS QUEEN: **Bio CBD - ÖL 10%**

	SWISS QUEEN **Bio CBD - ÖL 10%** Full Spektrum
Inhalt:	10% Bio-CBD-Öl Full Spektrum (1000 mg), MCT-Öl, Ideales Verhältnis an OMEGA 3,6 und 9 Fettsäuren
Geschmack:	Mild, nussig, **neutral**
Farbe:	Hellbraun, gelblich
THC-Gehalt:	< 0,2% THC
Verpackung:	Pharmazeutische Pipettenfläschchen, Beipackzettel mit Verweisen
Kundeninformationen:	Gebrauchsinformationen für weitere Produkte
Onlinepräsenz:	https://swissqueen.ch

Getestete und empfohlene Produkte:
SWISS QUEEN: Bio CBD - ÖL 20%

	SWISS QUEEN **Bio CBD - ÖL 20%** Full Spektrum
Inhalt:	20% Bio-CBD-Öl Full Spektrum (1000 mg), MCT-Öl, Ideales Verhältnis an OMEGA 3, 6 und 9 Fettsäuren
Geschmack:	Mild, nussig, **neutral**
Farbe:	Hellbraun, gelblich
THC-Gehalt:	< 0,2% THC
Verpackung:	Pharmazeutische Pipettenfläschchen, Beipackzettel mit Verweisen
Kundeninformationen:	Gebrauchsinformationen für weitere Produkte
Onlinepräsenz:	https://swissqueen.ch

Getestete und empfohlene Produkte:
SWISS QUEEN: BODY LOTION, (100 ml)

	SWISS QUEEN **BODY LOTION, (100 ml)** Organic Cellrepair
Inhalt:	2% CBD Full Spektrum (200 mg), MCT-Öl, Mandelöl, Emulsionate, Vitamin E, Vitamin C, Wasser
Geruch:	Zart, duftend-frisch, Bergamotte
Farbe:	Weißlich, milchig
THC-Gehalt:	< 0,2% THC
Verpackung:	Pharmazeutische 100ml Kosmetikfläschchen aus Glas, Beipackzettel mit Verweisen
Kundeninformationen:	CBD Naturkosmetik, Gebrauchsinformationen für weitere Produkte
Onlinepräsenz:	https://swissqueen.ch

Getestete und empfohlene Produkte:
SWISS QUEEN: HAND CREME (30 ml)

	SWISS QUEEN **HAND CREME** **(30 ml)** Organic Regeneration
Inhalt:	10% CBD Full Spektrum (1000 mg) MCT-Öl, Emul-sionate, Vitamin E, Vitamin C, Wasser
Geruch:	Zart, duftend-frisch, Bergamotte
Farbe:	Weißlich, milchig
THC-Gehalt:	< 0,2% THC
Verpackung:	Pharmazeutische 30 ml Kosmetik-fläschchen aus Glas, Beipackzettel mit Verweisen
Kundeninformationen:	CBD Naturkosmetik, Gebrauchs-informationen für weitere Produkte
Onlinepräsenz:	https://swissqueen.ch

BioBloom

Frauenkirchenerstrasse 12
A-7143 Apetlon / Österreich
https://www.biobloom.at/

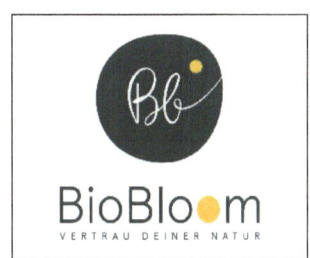

Das Unternehmen:

BioBloom – Bio CBD Hanfprodukte direkt vom Hersteller

BioBloom ist ein internationales Unternehmen mit Unternehmenssitz in Apetlon (Burgenland, Österreich). BioBloom wurde 2016 gegründet und produziert Bio CBD Hanfprodukte und Naturprodukte. Basis aller Hanfprodukte sind die Hanfpflanzen von den eigenen biozertifizierten Feldern. BioBloom ist ein BIO AUSTRIA Qualitätspartner.

Zum Produktsortiment zählen die BIO CBD Öle Natural in den natürlichen CBD/CBDa Konzentrationen 1%, 4%, 6%, 8% und 10% (natürliche Vollextrakte aus CO2-Extraktion mit dem Vollspektrum der Hanfpflanze ohne Zusatzstoffe und Anreicherungen mit CBD-Isolaten) sowie der einzigartige Bio Hanfblütentee aus händisch geernteten Hanfblüten.

Außerdem im Produktsortiment: Bio Hanflebensmittel (Hanföl und Hanfsamen geschält & verzehrfertig), Bio

Hanfkosmetik (Bodylotion, Gesichts- und Handcreme, SOS Balsam sowie biozertifizierte CBD Sprays und Bio Aromatherapie Duftmischungen aus 99% natürlichen Terpenen) und vier 100% pflanzliche Nahrungs-ergänzungsmittel (Schlaf-, Vitamin B-, Magnesium-komplex, Vitamin D3 & K2 Tropfen).

Im Mittelpunkt der gesamten Produktion steht die Erhaltung der natürlichen Inhaltsstoffe der Hanfpflanze und weiteren Pflanzen. „Mit unseren natürlichen Produkten wollen wir Menschen zu mehr umfassenden Wohlbefinden verhelfen und gleichzeitig sorgsam mit den Ressourcen der Umwelt umgehen", sagen die drei Geschäftsführer Elisabeth Denk, Christoph Werdenich und Thomas Denk.

Die Produkte von BioBloom sind im Onlineshop www.biobloom.at sowie europaweit in vielen Shops und Fachgeschäften erhältlich.

Unser Fazit:

Wir haben die Firma BioBloom als einen bemerkenswerten und vielseitigen CBD-Hersteller und Lieferanten kennengelernt. Die sympathischen Geschäftsführer und ihr Team haben es geschafft, die Bedürfnisse der Kunden vollends mit echten Bio-Produkten zu stillen. Unter der Prämisse, hochwertige biologische Naturprodukte zu produzieren, die im Einklang mit Natur und Mensch ein harmonisches

Zusammenspiel vereinen, ist dieser innovativer Familienbetrieb aufgebaut worden.

Aufgrund der erweiterten Produktpalette von BioBloom erkennt der Interessent sofort, dass hier nicht nur die hervorragenden Bio-CBD-Öle als Vollspektrum angeboten werden, sondern auch immunstärkende Nahrungsergänzungsmittel wie beispielsweise das erstklassige Produkt *Vitamin D3 & K2 mit Hanföl.*

Zusätzlich möchten wir gerne erwähnen, dass der Kundenservice inkl. schneller Versandabwicklung sehr freundlich und professionell abgewickelt wird. Dies können wir, als auch die vielen zufriedenen Kunden gemäß schriftlicher Bewertungen, voll bestätigen.

Sie werden rundum positiv erstaunt sein, welch hohe Qualität an Produkten angeboten werden und empfehlen bestens an dieser Stelle, diesen Onlineshop https://www.biobloom.at/shop/ zu besuchen.

Getestete und empfohlene Produkte:
BioBloom: 8% Bio CBD Öl Vollspektrum – 10ml

	BioBloom **8% Bio CBD Öl – 10ml Vollspektrum**
Inhalt:	Hanfsamenöl: ~ 45% Hanfextrakt: ~ 55% CBD/CBDa: 800 mg, CBC,CBN,CBG: ~ 0,05%, Terpene, Mineralien, Flavonoide, CO2-Extraktion, 100% biologisch und zertifiziert
Geschmack:	Kräftig, nussig
Farbe:	Dunkelbraun
THC-Gehalt:	< 0,2% THC
Verpackung:	Handelsübliche Pipettenflasche 10 ml, Beipackzettel, Verzehrempfehlung
Kundeninformationen:	Eigene Herstellung, gültige Laboranalysen, Gebrauchsinformationen vorhanden, frei von künstlichen Zusatzstoffen, BIO AUSTRIA-Gütesiegel vorhanden
Onlinepräsenz:	https://www.biobloom.at

Getestete und empfohlene Produkte:
BioBloom: Vitamin D3 & K2 mit Hanföl – 30ml

	BioBloom **Vitamin D3 & K2 mit Hanföl – 30ml sunshine**
Inhalt:	Hanfsamenöl, Vitamin K2 (Menachinon MK-7), Vitamin D3 (Cholecalciferol aus Flechten), 100% vegan, 100% pflanzlichen Ursprungs
Geschmack:	Mild, neutral
Farbe:	Gelblich - hell
THC-Gehalt:	Kein THC
Verpackung:	Handelsübliche Pipettenflasche 30 ml, Beipackzettel, Verzehrempfehlung
Kundeninformationen:	Gluten- & Laktosefrei, Frei von Zusatzstoffen, Gentechnikfrei, Gebrauchsinformation vorhanden
Onlinepräsenz:	https://www.biobloom.at

Getestete und empfohlene Produkte:
BioBloom: Bio CBD Hautöl – boost 50ml

	BioBloom **Bio CBD Hautöl – boost 50ml**
Inhalt:	CBD (Cannabidiol), Hanfterpenen, Hanf-, Jojoba- und Arganöl sowie Vitamin E,
Geruch:	Erfrischend, hanftig
Farbe/Konsistenz:	Gelblich – hell, Ölmischung
Wirkung:	Feuchtigkeitsspendend und pflegend, regenerierend, unterstützt natürlichen Zellschutz (Anti Aging-Effekt)
Verpackung:	Pump-/Sprühflasche aus Glas 50 ml, Beipackzettel, Anwendungsempfehlung
Kundeninformationen:	100% natürlich und ohne künstliche Konservierungs- und Aromastoffe, zertifizierte Bio CBD Naturkosmetik
Onlinepräsenz:	https://www.biobloom.at

Getestete und empfohlene Produkte:
BioBloom: Schlaf Komplex mit Hanfpulver

	BioBloom **Schlaf Komplex mit Hanfpulver – deep sleep** (Nahrungsergänzungsmittel)
Inhalt:	L-Tryptophan, Inositol, Hydroxypropylmethylcellulose (vegane Kapselhülle), Hanfpulver, Hopfen-, Baldrian-, Lavendelextrakt, Melatonin
Form:	Kapseln (60 Stück)
Farbe:	Creme, weiß
Wirkung:	beruhigend, entspannend und schlaffördernd, 100% natürliche Einschlafhilfe
Verpackung:	Vegane Kapseln zur Einnahme, Beipackzettel, Verzehrempfehlung
Kundeninformationen:	100% pflanzlich & vegan, Gluten- & Laktosefrei, Frei von Zusatzstoffen, Gebrauchsinformation vorhanden
Onlinepräsenz:	https://www.biobloom.at

Getestete und empfohlene Produkte:
BioBloom: **Bio Hanftee Teebox relax, 20 Beutel**

	BioBloom **Bio Hanftee Teebox relax**
Inhalt:	Cannabidiolsäure (CBDa), Bio Tee enthält Cannabinoide sowie zahlreiche Flavonoide, Apigenin, Luteolin, Orientin, Quercetin, Kaempferfol und Vitexin
Wirkung:	Schlaffördernd
Farbe:	Grünlich
THC-Gehalt:	kein THC enthalten im Heißwasseraufguss
Verpackung:	20 Doppelkammer-beutel mit je 1,2g reinem, natürlichem Bio Hanfpflanzen, Verzehr-empfehlung
Kundeninformationen:	Eigene Herstellung, 100% naturrein & BIO AUSTRIA zertifiziert; Handverarbeitet und geprüfte & zertifizierte Qualität
Onlinepräsenz:	https://www.biobloom.at

Getestete und empfohlene Produkte:
BioBloom: Bio Hanföl – omega 250 ml

	BioBloom **Bio Hanföl – omega**
Inhalt:	100% reines schonend gepresstes Hanföl aus geschälten Bio-Hanfsamen, Omega-3/6-Fettsäuren, 100% biologisch/zertifiziert
Geschmack:	Nussig, eignet sich hervorragend als Salatöl
Farbe:	Gelblich – hell
THC-Gehalt:	kein THC
Verpackung:	Formschöne Flasche aus Glas, 250 ml Inhalt
Kundeninformationen:	100 % biologisch, naturrein & vegan, frei von Zusatzstoffen, schonend verarbeitet, BIO AUSTRIA-Gütesiegel vorhanden
Onlinepräsenz:	https://www.biobloom.at

Breathe Organics

Breathe Solutions GmbH

Gollierstrasse 70

80339 München

https://breathe-organics.com

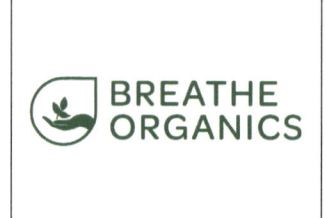

Das Unternehmen:

Breathe Organics ist ein innovatives Münchner Unternehmen in den Bereichen Hanf- & CBD-Produkte.

Unsere Mission ist es…

… die seit jeher bekannte Heilpflanze Hanf so vielen Menschen wie möglich wieder zugänglich zu machen. Dies gelingt uns durch Premium CBD Produkte. Höchste Qualität, vereint mit viel Hingabe, stetiger Transparenz & 100% Respekt sind dabei unsere Leitlinien. Wir lieben was wir tun, sind stets ansprechbar für unsere Kunden und Partner und lassen sie gern an unserer Mission teil haben:

„Das Leben von Menschen durch CBD zu verbessern."

Unser Fazit:

Nach Prüfung und Sichtung des Sortiments und insbesondere in Sachen von Premium-Kosmetik mit CBD kann die Firma mit Ihrer Marke **Breathe Cosmetics** sich messen lassen, denn die hochwertige Verarbeitung der angebotenen Produkte (wie z. B. den *„Regenerierenden Hanfbalsam"* oder *„Beruhigender Intensiv Hanfbalsam"*) sind sehr überzeugend und von bester Qualität.

Die Professionalität und Leidenschaft dieser Firma bemerkt man sofort an den Produkten. Gemäß den uns vorliegenden Informationen hat die Münchner Firma über 70.000 zufriedene Kunden beliefert. Auch beim persönlichen Kundenkontakt wird der Kunde bestens bedient.

Weitere tolle CBD-Produkte können leicht in dem modern-gestalteten Onlineshop bestellt werden unter https://breathe-organics.com.

Getestete und empfohlene Produkte:
Regenerierender Hanfbalsam, 100 ml

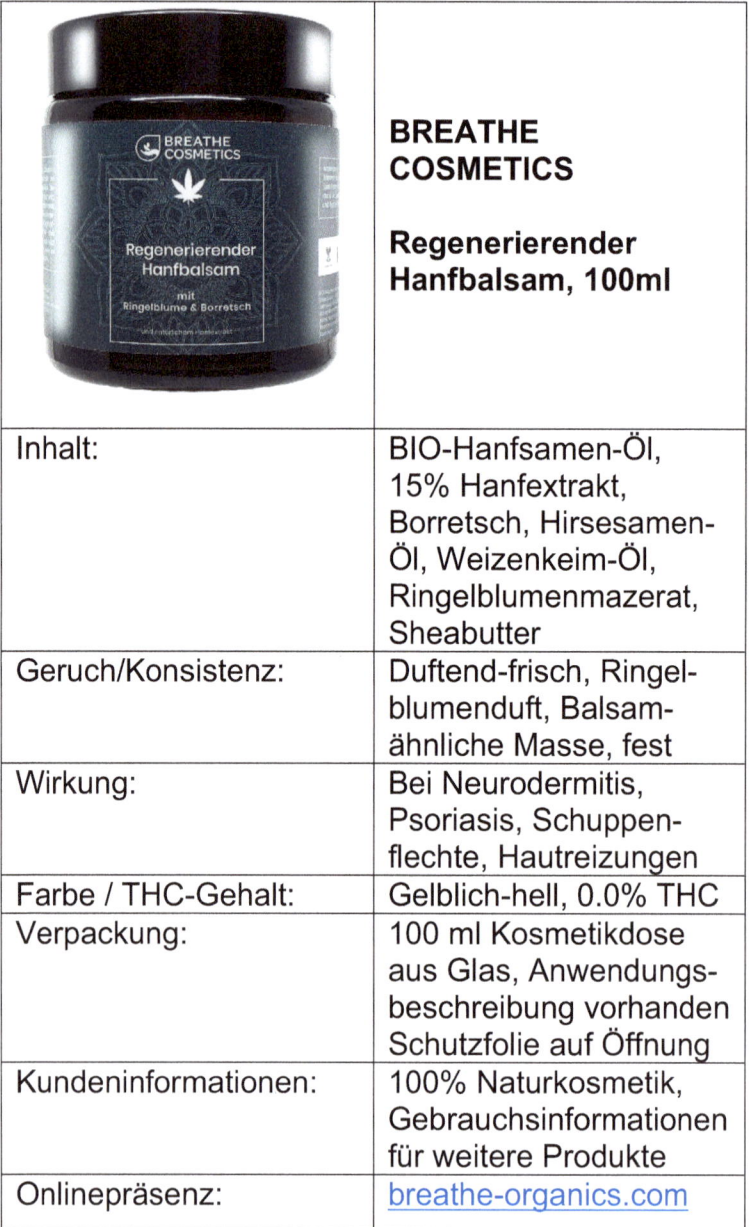	**BREATHE COSMETICS** **Regenerierender Hanfbalsam, 100ml**
Inhalt:	BIO-Hanfsamen-Öl, 15% Hanfextrakt, Borretsch, Hirsesamen-Öl, Weizenkeim-Öl, Ringelblumenmazerat, Sheabutter
Geruch/Konsistenz:	Duftend-frisch, Ringelblumenduft, Balsam-ähnliche Masse, fest
Wirkung:	Bei Neurodermitis, Psoriasis, Schuppenflechte, Hautreizungen
Farbe / THC-Gehalt:	Gelblich-hell, 0.0% THC
Verpackung:	100 ml Kosmetikdose aus Glas, Anwendungsbeschreibung vorhanden Schutzfolie auf Öffnung
Kundeninformationen:	100% Naturkosmetik, Gebrauchsinformationen für weitere Produkte
Onlinepräsenz:	breathe-organics.com

Getestete und empfohlene Produkte:
Beruhigender Intensiv Hanfbalsam, 50 ml

	BREATHE COSMETICS **Beruhigender Intensiv Hanfbalsam mit Capsaicin & Rosmarin**
Inhalt:	BIO-Hanfsamen-Öl, 5% Hanfextrakt, Borretsch, Hirsesamen-Öl, Weizenkeim-Öl, Rosmarin-Öl, Ringelblumenmazerat, Sheabutter, Capsaicin
Geruch/Konsistenz:	Ätherisch-frisch, Ringelblumenduft, Balsamähnliche Masse, fest
Wirkung:	Bei (Muskel)-verspannungen und Gelenkschmerzen
Farbe / THC-Gehalt:	Gelblich-hell, 0.0% THC
Verpackung:	50 ml Kosmetikdose aus Glas, Anwendungsbeschreibung vorhanden Schutzfolie auf Öffnung
Kundeninformationen:	100% Naturkosmetik, Gebrauchsinformationen für weitere Produkte
Onlinepräsenz:	breathe-organics.com

Getestete und empfohlene Produkte:
Premium CBD Öl 5% Aroma „Relax Me", 10 ml

	BREATHE ORGANICS Premium CBD Öl 5% Aroma „Relax Me"
Inhalt:	Full-Spectrum 5% Hanfextrakt (5% CBD / 500mg), Omega 3/6/9-Fettsäuren, MCT Öl auf Kokosnussbasis, extrahiert aus ange-bautem EU-Nutzhanf
Geschmack:	Mild, neutral
Farbe:	Gelblich - hell
THC-Gehalt:	< 0,2% THC
Verpackung:	Handelsübliche Pipettenflasche 10 ml, verpackt in formschöner Kartonbox, recycelbar
Kundeninformationen:	100% natürliche Inhaltsstoffe, Ursprungs-land: Schweiz, Gebrauchsinformationen für weitere Produkte
Onlinepräsenz:	breathe-organics.com

Vitrasan GmbH
Pirching 95/1
A-8200 Gleisdorf / Österreich
https://www.cbd-vital.de

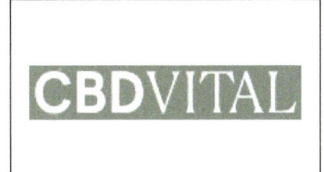

Das Unternehmen:

CBD VITAL ist ein Gesundheitsportal, das sich auf natürliche und ergänzende Produkte rund um den kraftvollen Pflanzenstoff Cannabidiol spezialisiert hat.

Alle Produkte werden nach den strengsten Qualitätsstandards und Nachhaltigkeitskriterien erzeugt und zielen darauf ab, die Lebensqualität ganzheitlich zu steigern.
Alle CBD Öle von CBD VITAL sind zudem mit dem offiziellen Bio Siegel ausgezeichnet. CBD entfaltet nicht nur innerlich, sondern auch äußerlich auf die Haut aufgetragen seine positiven Effekte. Die CBD Bio Naturkosmetik von CBD VITAL stellt die höchste Stufe der Naturkosmetik dar, enthält hochdosiertes Cannabidiol, sowie natürliche und frische Inhaltsstoffe in Bioqualität.

Als besonders hochwertige Kosmetikmarke trägt die CBD VITAL Bio Naturkosmetik das Qualitätssiegel von Ecogea, welches nach strengsten Kriterien vergeben wird. Spüren Sie Bio auf Ihrer Haut! Ihre natürliche Alternative.

Unser Fazit:

Dieses Unternehmen hat sich bereits in der CBD Branche einen Namen gemacht und dies aus gutem Grund. **CBD VITAL** ist ein hervorragender Spezialist mit komplementären Methoden von Hanfextrakten und hochwertigen CBD-Produkten.

Nicht zuletzt wurde das Gesundheitsportal durch viele positive Kundenbewertungen bekannt und hat bereits seit seiner Gründung einen großen Bekanntheitsgrad erreicht.

Sowohl hochwertige Bio-Kosmetika mit CBD sind durch das ECOGEA Institut zertifiziert, als auch Bio zertifizierte CBD Öle (wie das *CBD Naturextrakt PREMIUM Öl 10%*), die in unterschiedlichen CBD-Intensitätsanteilen angeboten werden. Alle gültigen Analysezertifikate der Marke CBD VITAL sind auch auf der Website abrufbar.

Ein Besuch dieses TOP-Anbieters auf diesem Gesundheitsportal mit integriertem Onlineshop https://www.cbd-vital.de ist sehr empfehlenswert.

Getestete und empfohlene Produkte:
CBD VITAL: CBD Naturextrakt PREMIUM ÖL 10%

	CBD VITAL **CBD Naturextrakt PREMIUM Öl 10%**
Inhalt:	1000 mg CBD-Gehalt, mit Terpen-Entourage-Effekt, volles Pflanzenstoffspektrum, 100% schonend decarboxyliert, Bio zertifiziert
Geschmack:	Mild, nussig, **neutral**
Farbe:	Hellbraun, gelblich
THC-Gehalt:	nicht nachweisbar (nach GC-MS)
Verpackung:	Handelsübliche Pipettenflasche, Beipackzettel mit Verzehrempfehlung
Kundeninformationen:	Gebrauchsinformationen für weitere Produkte
Onlinepräsenz:	www.cbd-vital.de/cbd-oele

urban Chili ®
Greite 6c
6421 Rietz / Österreich
https://urbanchili.eu

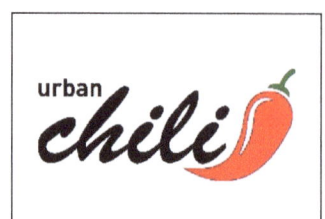

Das Unternehmen:

„urban Chili wurde aus einer Idee geboren, die Anfang 2016 aufkam. Das Ziel war recht einfach. Wir wollten eine LED Growbox bauen die schön ist und in der Wohnung verschwindet.

Nach einem Jahr Testphase, und diversen Modifikationen war die Growbox so schön und funktionierte so gut, dass wir beschlossen, wir müssen urban Chili ins Leben rufen und die Growbox auf den Markt bringen. Die Qualität der Pflanzen haben sehr überzeugt. Urban farming ist ein spannendes Lifestyle Hobby.

Johannes und Stefan machten sich also Ende 2016 auf den Weg, um die urban Chili Handels GmbH zu gründen."

Bis 2021 wurde das urban Chili stetig verbessert, und es wird sehr darauf geachtet, regionale Produzenten als Partner zu haben.

Unser Fazit:

Für die Aufzucht und Pflege von Pflanzen ist eine gute Ausstattung erforderlich. Während beispielsweise Outdoor-angebaute Pflanzen (z.B. Hanf) den richtigen Standort, gute Erde und eventuell Dünger brauchen, benötigt es für den Indoor-Grow ein entsprechend ausgewähltes Equipment.

Das innovative Unternehmen **urban Chili Handels GmbH** nähe Innsbruck ist der beste Beweis dafür, wie raumschönes Design mit technischer Professionalität funktioniert.

Mit einem Premium Indoor Growschrank (*urban Chili 3.0*) ist es der Firma perfekt gelungen, eine top-modische Growbox zu entwickeln, welche vollkommen lautlos (wegen Dauerbelüftung der Pflanzen), in zwei unterschiedlichen Farbvarianten als Vollholz (Esche) und furnierten Oberflächen und bestens in jeden Raum integriert werden kann (sogar in Wohnzimmern). Für alle Interessierten, die jetzt weitere technische Ausstattungen und Maße benötigen, stellt der Hersteller auch detaillierte Produktspezifikationen unter folgender Webadresse bereit: https://urbanchili.eu/growbox-specification/

Dieses Komplettset ist sicher eines der besten Growboxen im Internet und unter https://urbanchili.eu zu finden. Anschauen lohnt sich auf alle Fälle!

Empfohlene Produkte:
urban Chili 3.0 premium Growbox Komplettset

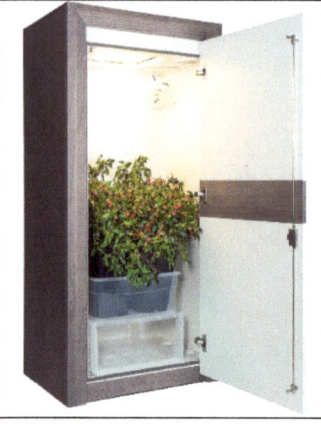	**urban Chili** **urban Chili 3.0 premium Growbox Komplettset**
Paketset:	urban Chili 3.0 Growschrank Korpus, Schloss, urban Chili LED BOARD pro 80W, Ventilator, Lüfter, Filter, alle Stecker+Kabel+Steckerleiste, digitale Zeitschaltuhr, Funk Thermo-Hygrometer, Wanne, Töpfe, Tongranulat
Highlight:	Hoch effiziente Vollspektrum LED (lautlos) mit 1129 – 818 µmol/m²s mit Abstand von 20-40 cm im Wuchsbereich
Farbvarianten:	Classic (Dunkel) + Nature line (Hell)
Beschaffenheit:	Elemente aus Vollholz und furnierten Oberfläche
Lieferung:	Selbstaufbau (Anleitung) oder fertig montiert
Kundeninformationen:	Premium indoor Growschrank für das Kultivieren von Pflanzen, Anleitungen vorhanden.
Onlinepräsenz:	https://urbanchili.eu/

Wie sich Cannabinoide verändern können

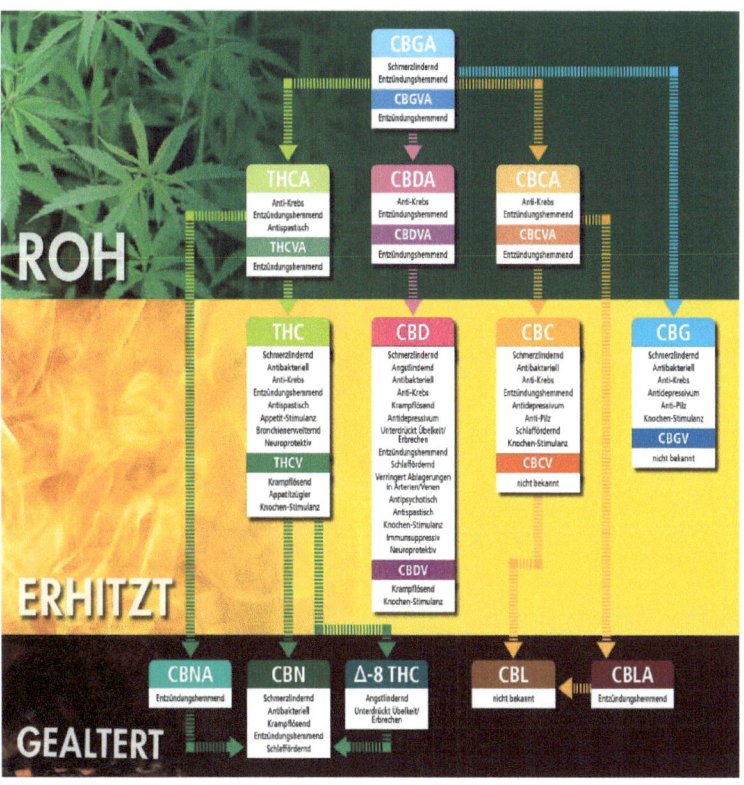

Positive Wirkungen von Hanftee

Jeder weiß wie wichtig ausreichend Flüssigkeit für den Körper ist und gerade in den kälteren Jahreszeiten sollte man auf die Zufuhr von Nährstoffen, Vitaminen und eben immer genügend Wasser achten.

Ein Hanftee wirkt auf den Organismus ähnlich wie der klassische Kräutertee, der bekanntermaßen ein starkes Präventions- und Heilmittel für Erkältungen, Husten und Schnupfen ist. Hanf wirkt sich positiv auf unser Nervensystem aus, der Hanftee hilft beim Entspannen und ist auch als Einschlafhilfe gut geeignet.

Die beruhigende Wirkung hilft darüber hinaus auch bei Migräne und Schmerzen im allgemeinen, auch die Verdauung lässt sich durch einen Hanftee ankurbeln. Der Blutdruck kann gesenkt werden und einige Studien weisen wohl auch auf eine Senkung des Blutzuckers hin, wobei hier konkrete Ergebnisse solcher Untersuchungen noch auf die endgültige Publikation in der Wissenschaft warten.

Kurioserweise haben Tee und Hanf eine geradezu harmonische, natürliche Verbindung: Das Aufbrühen von Blüten, Stengeln, Blättern mit heißem Wasser und der Verzehr zum Genuss oder der Gebrauch als Heilmittel, das ist dem Teestrauch genauso eigen wie der Hanfpflanze und seit Tausenden von Jahren kombiniert der Mensch beide Verfahren.

Tee ist dem Hanf auch deshalb näher als beispielsweise der Kaffee, weil beides in erster Linie der Entspannung dient, als Medizin und für gemütliche Stunden allein und auch gern mit anderen Leuten.

Hanf als Lebensmittel

Im Lebensmittelbereich sind Samen die begehrtesten Teile der Hanfpflanzen. Die braun bis schwarzgrauen, manchmal auch grüngrauen einsamigen Nüsschen haben einen Durchmesser von drei bis vier Millimetern und sind von einer dünnen, glasigen Fruchtschale umhüllt.

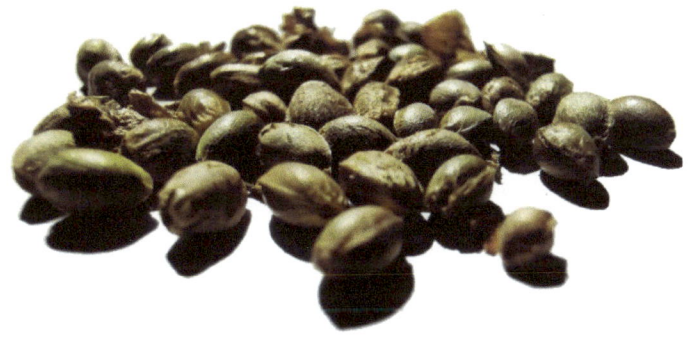

In Reformhäusern, in Bioläden und in spezialisierten Online-Shops sind Hanfsamen roh oder geröstet, ungeschält oder geschält erhältlich. Die getrockneten Blüten und Blätter der Hanfpflanze werden u.a. auch als Tee vermarktet. Weiterverarbeitete Produkte wie Bio Hanf-Aufstriche, Bio Hanf-Pesto, süße und herzhafte Bio Hanf- Snacks werden immer beliebter.

Terpene - Was ist das?

Terpene sind organische aromatische Kohlenwasserstoffe, die in Tausenden von Pflanzen in der Welt gefunden werden können. Sie sind Teil der chemischen Familie von Alkenen, Alkoholen, Estern und Äthern.

Diese Verbindungen sind vor allem daher bekannt, da sie für den Geruch und Geschmack von Pflanzen verantwortlich sind.

Terpene sind Verbindungen, die Teil der atmosphärischen Gase sind, die sich aber auch in Pflanzen ansammeln können. Die Vielfalt der medizinischen Eigenschaften in diesen Verbindungen eröffnet ungeahnte Entwicklungsmöglichkeiten für die wissenschaftliche Forschung.

Im Laufe der Forschung wurden die Komplexität der Terpenfunktionen und ihre Vorteile entdeckt.

Terpene - die 3 wichtigsten Arten

Obwohl medizinisches Cannabis aus verschiedenen Arten von Terpenen besteht, sind dies die wichtigsten:

Das Myrcene (ß-Myrcen): Es ist das Terpen mit hoher Konzentration in der Cannabis-Pflanze, welches auch in Hopfen oder in reifen Mangos, Lorbeerblättern oder Zitronengras, gefunden werden kann.

ß-Myrcen ist bekannt für seine medizinischen Eigenschaften bei der Behandlung von allgemeinem Schmerz und Entzündungen. Gemischt mit THC, hat es entspannende analgetische Effekte auf geistiger und körperlicher Ebene und ist in der Lage, gegen psychische sowie Muskelermüdung zu helfen.

Limone: Das zweithäufigste Terpen in Cannabis ist Limonene. Es kann auch in Zitrusschalen und zahlreichen Blüten gefunden werden. Mit seinem Zitronenduft, ist die Limone ein antidepressiv, anxiolytisch, immunstimulierend, antitumoral und wirkt antibakteriell. Die Limonen wirken unter anderem zusammen mit Phytocannabinoide: THC-A, CBD-A, CBC-A, CBC, CBG. So sind sie in Kombination mit Cannabinoiden in der Lage, ihre Wirkung zu verbessern.
In diesem Sinne hat die Cannabis-Pflanze eine Serie von Behandlungsmöglichkeiten, die entweder terpen-

basiert, cannabinoid-basiert oder auf einer Kombination beider basiert. Limonen helfen, Öle und andere Lipide aufzulösen, daher werden sie unter anderem für die Reduktion von Gewicht, Magen-Reflux und Sodbrennen verwendet.

Pinene: Dieses Terpen ist verantwortlich für den Geruch von Pflanzen wie Kiefer und Fichte. Es ist bekannt als Extorant, Bronchodilatator, Entzündungshemmer und Antiseptikum. Seit Tausenden von Jahren wurden Rosmarin und Salbei in der traditionellen Medizin verwendet, um das Gedächtnis zu verbessern.

Diese Funktion kann einigen der Effekte von THC entgegenwirken. Auf der Seite der chinesischen Medizin hat eine chinesische Studie von 2015 eine Antitumorwirkung von Pinene, auf menschliche Patienten getestet.

TERPENE UND IHRE WIRKUNG

	Myrcene	Limonen	Humulene	Pinene	Linalool	Caryophyllene
Siedepunkt	168° C	176° C	198° C	155° C	198° C	160° C
Aromen	Moschus, Nelke, Zitrus, herb	Zitrus, Zitrone, Orange	holzig, erdig	pikant, süss, Kiefer	Zitrus, blumig, würzig	Pfeffer, Holz, würzig
Wirkung	sedierend, entspannend, verstärkt den psychoaktiven Effekt von THC	stimmungsaufhellend, stressabbauend	unterdrückt den Appetit	erhöht die Merkfähigkeit und die Wachsamkeit	sedierend, entspannend	es sind keine körperlichen Auswirkungen bekannt
Kommt auch vor in	Mango, Thymian, Zitrusfrüchten, Zitronengras, Lorbeerblätter	Zitrusschalen, Wachholder, Pfefferminze	Koriander, Hopfen	Kiefernadeln, Nadelbäumen, Salbei	Lavendel, Zitrusfrüchten, Lorbeer, Birke, Rosenholz	Pfeffer, Nelke, Hopfen, Basilikum, Oregano
Medizinischer Nutzen	entzündungshemmend, keimreduzierend, pilzhemmend	Antidepressivum, angstlösend, pilzhemmend, reguliert die Magensäure	entzündungshemmend, keimreduzierend, schmerzlindernd	entzündungshemmend, erweitert die Bronchien (Asthma)	lindert Schlaflosigkeit, stressabbauend, Antidepressivum, angstlösend, schmerzlindernd, krampflösend	Antioxidationsmittel, lindert Schlaflosigkeit, entzündungshemmend, schmerzlindernd, krampflösend

Terpene: Kombinationen Cannabinoiden

Diese Vielfalt von Komponenten in der Natur zeigt auch die Grenzen der Synthese der pharmazeutischen Industrie in Verbindung mit Cannabinoiden oder anderen Pflanzen, Terpene wirken unterschiedlich, ebenso wie reines synthetisiertes THC viel geringere Effekte ohne Terpene hat. Die Konzentration der Terpenen, welche mit dem Geruch der Pflanze zusammenhängen, bestimmt die Sorte des medizinischen Cannabis und die Art der Kultivierung.

Deshalb ist es sehr wichtig, die Sorten zu kennen, um das medizinische Cannabis zu wählen, das auf Ihre Bedürfnisse abgestimmt ist.

Auf der anderen Seite ist es wichtig, die Formen des Konsums von therapeutischem Cannabis zu beachten, da bestimmte Wege die Wirkung von Terpenen beeinflussen können.

Terpene - Wirkung und therapeutische Erfolge

Cannabis enthält eine unglaubliche Anzahl von Terpenen, die therapeutische Vorteile für den menschlichen Körper haben. Sie sind auch verantwortlich für die Gerüche, die wir mit Cannabis verbinden, aber auch für Gerüche anderer Produkte unseres täglichen Lebens wie z.B. Heidelbeeren.

Der Geruch und der Geschmack von Cannabis und vielen anderen Produkten hängt von der Anwesenheit und dem Anteil der verschiedenen Terpene in aromatischen Pflanzen ab. Darüber hinaus haben sie therapeutische Effekte, die die Wirkung von Cannabinoiden verstärken.

Im Allgemeinen spielen Terpene eine wichtige Rolle bei der Behandlung von Schmerzen, Entzündungen, Depressionen, Angstzuständen, Sucht, Epilepsie, Krebs und Bakterien- und Pilzinfektionen.

CBG - ein weiterer spezieller Baustein

CBG (Cannabigerol) ist ein Bestandteil der Cannabinoide, welche aus dem Hanfsamen extrahiert werden können. Es wird aus der CBG-Säure, dem CBGa gebildet. Aus CBG lässt sich im weiteren Bearbeitungsschritt das THC und das CBD entwickeln. Es kommt in jungen, nicht ausgereiften Hanf-Pflanzen besonders reichlich vor.

Bei der bisherigen Betrachtungsweise des Hanfs in Bezug seiner pharmazeutischen Wirksamkeit spielte das CBG bislang nur eine untergeordnete Rolle. Da es aber auf bestimmte Leiden besonders spezifisch wirksam sein kann (wie z.B. bei Augenleiden), rückt es gegenwärtig immer weiter in den Fokus.

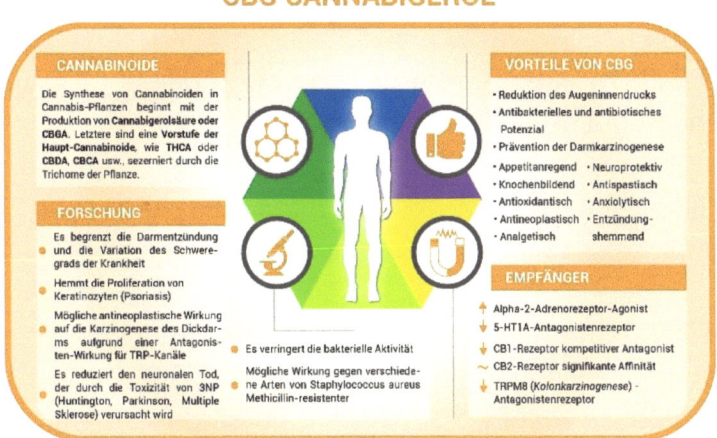

CBG vs CBD - die Unterschiede

CBG ist die Vorstufe von CBD. Das bedeutet, dass sich eine vormals hohe Konzentration von CBG unter dem Einfluss von Sonnenlicht, UV-Strahlung und Wärme während dem Trocknungsprozess in CBD umwandelt. In der Wirkungsweise unterscheiden sich die Stoffe nur in wenigen Punkten voneinander.

Diese geringen Unterschiede reichen aber aus, um zwei getrennte Forschungsfelder daraus entstehen zu lassen. Heute gehen die Vermutungen in Bezug auf

CBG in die Richtung, dass es für Darmprobleme eine starke Wirkung hat.

Weiter scheint CBG eine gute Wirkung auf Augenprobleme zu besitzen. Der grüne Star, die berüchtigte Krankheit die zunächst zu den äußerst schmerzhaften Glaukom-Anfällen führen kann und schließlich sogar die Patienten erblinden lässt, scheint gut auf CBG anzusprechen.

Dieser Naturheilstoff reduziert den Augen-Innendruck und sorgt für einen Abfluss der Tränenflüssigkeit.

Heute züchten einige Hanfbauern ihre Pflanzen direkt auf die Gewinnung von möglichst viel CBG. Dazu wird die Pflanze recht jung geerntet, damit der CBG-Anteil höher ist.

Durch schonende Destillations-Verfahren wird die Umwandlung von CBG zu CBD verhindert, so dass nur der gewünschte Stoff übrig bleibt.

CBG - Wirkung und Anwendung

Wie bereits erwähnt, wird CBG vor allem bei Patienten mit Augenleiden gegenwärtig verstärkt angewendet. So ganz hat man die Wirkmechanismen rund um die Reduktion des Augeninnendrucks noch nicht erforscht, aber man kann sich durchaus auf den Grundsatz „Wer heilt, hat Recht" berufen. CBG ist völlig ungefährlich und macht nicht süchtig.

Für die Anwendung von CBG bieten sich die Verfahren Inhalation, Sublingual, Schlucken und Auftragen auf betroffene Stellen an.

Weitere Anwendungsgebiete mit CBG-Hanfölen sind:

1) CBG-Hanföl senkt den Blutzuckerspiegel – viele Studien haben dies gezeigt.
2) CBG-Hanföl lindert Ängste – es hilft Personen, die unter Angstzuständen leiden
3) CBG-Hanföl kann das Wachstum von Krebszellen hemmen
4) CBG-Hanföl hat keine psychoaktive Wirkung und ist für den Körper in jeder Hinsicht harmlos, solange die therapeutisch empfohlenen Dosen eingehalten werden.

Cannabigerol gegen Schuppenflechte

CBG ist nicht psychoaktiv und unterliegt in Deutschland daher nicht dem Betäubungsmittelgesetz. Die aktuelle Wissenschaft sagt, dass CBG folgendermaßen wirken könnte:

- antibakteriell
- leicht antifungal

- Schmerzlindernd (mehr als THC)
- moderat antidepressiv
- antitumoral

CBG könnte deshalb auch als eine mögliche Behandlung bei Schuppenflechte dienen.

Hanföl kann Linderung bei Neurodermitis bringen – verantwortlich dafür sind die im Hanföl enthaltenen essentiellen Fettsäuren. Diese können oral eingenommen und auch auf die betroffenen Hautstellen aufgetragen werden.

Ursachen von Neurodermitis

Das ist bis heute nicht wirklich erforscht. Gewiss ist jedoch, dass die genetische Veranlagung vererbt werden kann. Durch einen genetischen Enzym-Defekt kommt es zu Stoffwechselstörungen, die einen Mangel essentieller Fettsäuren nach sich ziehen. Die Schutzbarriere der Haut wird geschwächt und es können Allergene und hautreizende Substanzen in die Haut eindringen. Dadurch entstehen Juckreiz und Schmerzen. Trockene Hautstellen und Entzündungen werden oft von Reizbarkeit, Stimmungsschwankungen und Unruhe begleitet.

Hanföl und vor allem die darin enthaltene Gamma-Linolensäure können bei Neurodermitis Linderung bringen. Hauttrockenheit und Juckreiz sind oft auf einen Mangel an Gamma-Linolensäure zurückzuführen. Die ungesättigten Fettsäuren in Hanföl helfen der Haut Feuchtigkeit zu binden und so kann Juckreiz gemindert werden. Die entzündungshemmende Wirkung wirkt sich positiv auf etwaige Entzündungen aus.

Viele Erfahrungsberichte zeigen, dass Hanföl sowohl von innen als auch von außen erfolgreich gegen Neurodermitis eingesetzt werden. So kann das Öl direkt auf die Haut aufgetragen, als Badezusatz ins Badewasser gegeben und oral eingenommen werden.

Was ist der Entourage-Effekt?

Obwohl sich die Naturheilpflanze Hanf aufgrund seiner vielseitigen und positiven Einsatzmöglichkeiten zurzeit immer größerer Beliebtheit bei Personen mit unterschiedlichen gesundheitlichen Problemen erfreut, wissen viele noch nicht, was das Einzigartige dieser Pflanze ausmacht und wie die CBD-Wirkung am besten entfaltet werden kann.

Durch die Einnahme von Cannabidiol werden unterschiedlichste Regionen des Körpers angesprochen und harmonisiert, sowie Enzymsysteme positiv beeinflusst. Dadurch können auch entzündungshemmende bzw. schmerzstillende Effekte erklärt werden. Besonders wichtig: CBD verringert die Nebenwirkungsrate bei der Einnahme verschiedener konventioneller Medikamente und fördert außerdem die Bakterienabwehr. Einzigartig werden CBD-Produkte durch den **Entourage-Effekt**.

Die Bezeichnung „Entourage-Effekt" stammt aus der Cannabis–Forschung und besagt, dass ein Pflanzenstoffgemisch eine höhere biologische Aktivität besitzt, als die isolierte Reinsubstanz selbst. Die Hanfpflanze besitzt eine Vielzahl von Phytocannabinoiden und Terpenen, was beim sogenannten Entourage- oder Synergie-Effekt eine entscheidende Rolle spielt. Durch die Kombination verschiedener Cannabinoide mit Terpenen wird eine optimierte Wirkung erzielt, wodurch die Zufuhr von

Cannabidiol in bereits moderaten Dosierungen herausragende gesundheitliche Ergebnisse erzielt. Diese Wirkungsverstärkung kann schon durch den Erhalt gewisser Pflanzenstoffe, insbesondere der Terpene und weiterer Phytocannabinoide, erreicht werden.

Die Herausforderung bei der CBD-Produktion ist es, spezielle **Extrakte** herzustellen,

- die ausreichend Terpene zwecks Entourage-Effekt enthalten

- wo das Cannabidiol vollständig decarboxyliert in seiner aktiven Wirkform (CBD) vorliegt

- die 100% frei von THC sind. Ein THC-Gehalt von mehr als 0,2% (Deutschland) in Produkten kann nach der aktuellen Rechtslage bereits problematisch sein.

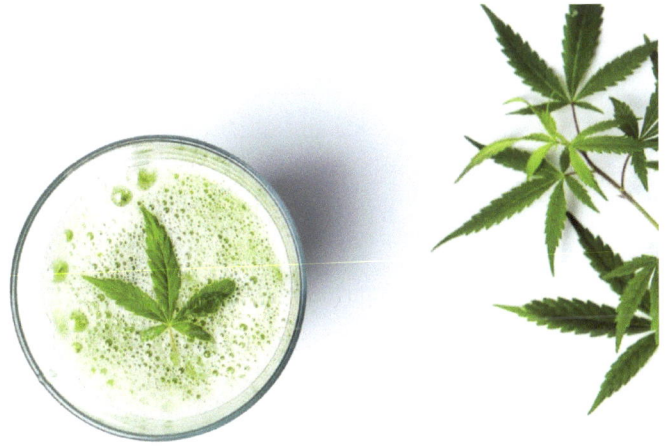

Hier sehen Sie im folgenden Chart eine visuelle Darstellung und das **Zusammenspiel von wichtigen Cannabinoiden des Entourage-Effekts.**

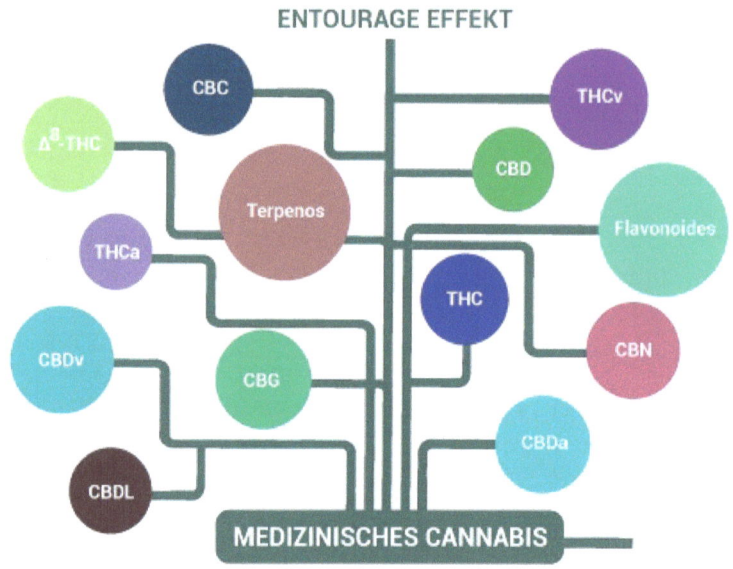

Etliche Experten sind auch der Meinung, dass der Entourage-Effekt der Hauptfokus für medizinisches Cannabis in der Zukunft sein wird. Warum? Wie gesagt, die Kombination der verschiedenen Elemente in der Cannabis Pflanze sind effektiver, als nur Cannabinoide.

CBD Kosmetik

Im Kosmetikbereich, was bewirkt die äußerliche Anwendung

Für die Schönheit ist Cannabidiol ein tolles Geheimrezept. Es gibt nicht mehr nur CBD-Öl zur inneren Anwendung, nein - CBD findet man heute häufig in Kosmetikartikeln für die Haut in Form von Cremes oder Salben. Mit Erfolg wird CBD als Kortison zudem als freies bzw. neutrales Mittel gegen Neurodermitis eingesetzt. Doch hilft es bei einem unreinen Hautbild oder sehr fettiger, öliger Haut?

Herstellung von CBD-Salben & Hanfpflege-Artikeln, was muss beim Kauf beachtet werden

Beim Kauf von CBD Salben gilt es auf gute Qualität achten, denn man erhofft sich ja ein sehr gutes Ergebnis nach der Anwendung. Zur Herstellung von CBD Kosmetikartikeln kommt nur fettlösliches CBD zum Einsatz, da dies von der Substanz her perfekt in Cremes und Salben verarbeitet werden kann. Die Gesamtheit der Inhaltsstoffe ist in ihrer Eigenschaft und Wirkung extrem von Bedeutung. Die Salbe ist umso höherwertig, je mehr CBD enthalten ist, die Konzentration des CBD ist für ein perfektes Ergebnis entscheidend.

Wie wendet man CBD an und bei welchen Problemen hilft es?

In erster Linie lindert CBD Probleme der Haut, wirkt aber ebenso beruhigend bei Verspannungen und Krämpfen. Bei unreiner Haut, Entzündungen oder gar Neurodermitis spüren Betroffene sehr schnell Linderung der Beschwerden, zugleich einen hohen pflegenden Effekt. CBD Cremes werden gekühlt oder gewärmt angewendet. Daher wirken sie zudem auch sehr gut bei Muskel- und Gelenkschmerzen. Erfolgt die Anwendung korrekt, entfalten die Inhaltsstoffe schnell und in hohem Maße ihre Wirkung.
CBD Produkte werden stets kühl gelagert und sind weder direkter Sonneneinstrahlung noch permanentem Licht ausgesetzt. Helligkeit macht die wirkungsvollen Inhaltsstoffe schnell unbrauchbar, sodass die Salbe ihre Wirkung nicht mehr entfalten kann. Bienenwachs ist ein ähnlicher Inhaltsstoff, der sich bei zu hoher Lichteinwirkung allmählich zersetzt und nicht mehr wirkt.

Korrekte Anwendung mit CBD Kosmetik

Je nach Hautbild, wird die Salbe mehrmals täglich aufgetragen, ist die Haut sehr trocken und bereits rissig, die Creme dick auftragen und für einen Moment einziehen lassen, damit auch die unteren Hautschichten behandelt werden können, im Anschluss leicht einmassieren.

Vor der Anwendung betroffene Hautstellen mit klarem, warmem Wasser, ohne Seife reinigen. Besonders bei Hautausschlägen oder Neurodermitis. Andernfalls nehmen Fettpartikel Schmutz und Staub auf und dringen in die eh schon wunden Hautstellen ein.

Tipp: Vor dem Auftragen gründlich säubern, eine gute Hauthygiene ist für die Anwendung mit CBD Produkten von Vorteil. Spezielle Hand- und Tagescremes ziehen zudem sehr schnell ein und fetten nicht.

Für wen ist CBD Kosmetik geeignet

Körperlotionen, Gelees und Cremes, in denen Cannabidiol enthalten ist, können täglich angewendet werden, je nach Hauttyp und Verträglichkeit auch mehrmals am Tag. Selbst bei einem sehr feinen und unauffälligen Hautbild steht der Anwendung von CBD Produkten nichts im Wege. Besonders im Anti-Aging Bereich liegt Cannabidiol aktuell hoch im Trend. Anti-Aging Pflegeprodukte mit dem Inhaltsstoff Cannabidiol, sind zwar teuer, aber erzielen auch einen wunderbar pflegenden Effekt. Vorbeugend und speziell bei trockener Haut entfalten CBD Pflegeprodukte ihre Wirkung.

Im Winter, wenn es kalt und windig ist, die Haut trocken und gerötet, dazu juckt sie vielleicht noch, wirken Kosmetikprodukte mit CBD wie ein kleines Wunder und regenerieren die Haut sehr schnell. Auch im Sommer, wenn die Haut rasch austrocknet, sind CBD Salben zu empfehlen. Fazit: CBD Kosmetik ist für das ganze Jahr ideal, damit die Haut nicht zu schnell altert und frisch aussieht. Selbst bei allergischen Reaktionen und heftigen Ausschlägen wie Rosacea, einer chronischen Hauterkrankung im Gesicht, sind Cremes mit CBD eine gute Alternative zur Linderung.

Bei unreiner und sehr talghaltiger Haut wirken CBD Salben extrem gut und helfen dem Hautbild sich zu regenerieren. Grund dafür ist, dass das CBD die Talgproduktion unserer Haut reguliert. CBD im Kosmetikbereich ist einzigartig, denn es ist ein natureigener Wirkstoff, der zu sehr frischen und gesunden Hautbildern verhilft, ohne die Haut zu reizen. Die Salbe wird stets dünn aufgetragen, um ein Verstopfen der Talgdrüsen zu vermeiden. CBD Produkte finden bei geröteter empfindlicher sowie gereizter Haut Anwendung und versorgen diese mit essentiellen Nährstoffen. Die Haut sieht dabei immer frisch und sauber aus und ist vor dem Austrocknen geschützt.

Kosmetische Nebenwirkungen gibt es bis heute nicht. Kommt es vereinzelt zu Reaktionen allergischer Art, liegt dies oft nicht am Inhaltsstoff CBD selbst, sondern an anderen Wirkstoffen der Pflegeprodukte. Bislang gibt es nur Erfahrungsberichte von Kunden durchweg positiver Art. Dadurch, dass sie auch gegen Falten helfen, werden diese Produkte prima weiterempfohlen.

CBD Kosmetik Produkte haben allgemein eine beruhigende und entspannende Wirkung auf die Haut, zudem wirken sie regenerativ und fördern die Zellneubildung. Menschen, mit einem unreinen Hautbild, zu schnell alternder Haut oder zu früher Faltenbildung, profitieren von CBD Produkten und deren indirektem Anti-Aging Effekt.

Jeder, der es bereits probiert hat, weiß vom positiven Effekt eines gesunden, strahlenden Hautbildes. Besonders gefragt sind Bioprodukte, CBD Kosmetikartikel auf Basis von Bio Naturkosmetik, hierbei ist nur wichtig darauf zu achten, dass diese Qualitätssiegel und eine Zertifizierung besitzen.

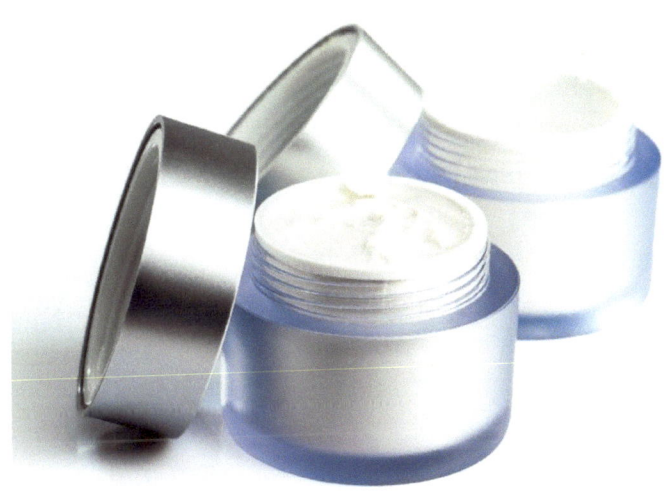

Nie wieder Ein- und Tiefschlafprobleme

CBD Tropfen und ihre Wirkung

Warum können wir des Nachts nicht schlafen – Probleme beim Schlafen wirken sich negativ auf unser Leben und unsere Umwelt aus. Wer mit beiden Beinen im Berufsleben steht, Familie hat, vielleicht noch der ein oder anderen Nebenbeschäftigung nachgeht, und dann noch zu wenig Schlaf bekommt, macht unwiderruflich Fehler auf der Arbeit. Ob im Büro oder in der Praxis, Fehler können schwerwiegend sein, zu Verletzungen führen und letztendlich die Kündigung zur Folge haben.

Aus diesem Grund ist ausreichend Schlaf mit langen und tiefen Schlafphasen unabdingbar, um nach einem anstrengenden Tag die verbrauchten Akkus neu aufzuladen. Immer häufiger sind wir psychischen Mehrbelastungen ausgesetzt, müssen Höchstleistungen erbringen und Erfolge im Job vorweisen. Heutzutage ein Aspekt, der in vielen Firmen von Mitarbeitern verlangt wird. Stress auf der Arbeit, Hektik zu Hause, am Ende des Tages liegt man müde im Bett, ohne einschlafen zu können, da die Belastungen des Tages überwiegen und zum Nachdenken, statt zum Schlafen anregen. Hat sich der Körper erst einmal daran gewöhnt, ohne Schlaf auszukommen und tagsüber mit halbvollem Akku Leistung zu erbringen, manifestiert sich dies schnell im Körper und ist schwierig wieder in den Griff zu bekommen. CBD Tropfen helfen, das gewohnte Schlafverhalten wieder in Balance zu halten.

Schlafstörungen – wie werden sie verursacht?

äußere Einflüsse:	Wetter, Alkohol, Drogen, Medizin, Lärm, grelles Licht
psychische Faktoren:	Familiensituationen, Stress im Job, Beziehungsprobleme
physiologische Tatsachen:	Schmerzen chronischer Art, Hormonstörungen

Selbstmedikation, Gefahren, Nebenwirkungen

Zwischen 70% und 90% sehen sich in dieser Lage, sind betroffen, fühlen sich schlecht, nehmen nur noch sporadisch am Leben teil. Grund ist, dass Schlaf fehlt und deshalb jeder Zweite zur Chemiekeule greift, um wenigstens mit Gewalt ein paar Stunden Schlaf zu bekommen.

Diese Mittel, sind meist synthetisch und dahingehend alarmierend, da sie am Morgen den Gang aus dem Bett erschweren, man sich wie benommen fühlt, der Tagesablauf nicht wie gewohnt leistungsstark und voller Motivation möglich ist. Nimmt man zudem mehrmals und regelmäßig chemische Schlafmittel ein, wird man abhängig, kommt nur schwer davon los und hat zudem mit gravierenden Nebenwirkungen zu kämpfen.

Neben Baldrian & Co. sind CBD Tropfen eine natürliche Alternative

Um Schlafprobleme auf einfache und ganz natürliche Art und Weise in den Griff zu bekommen, ohne Angst davor haben zu müssen, psychisch abhängig davon zu werden, empfehlen wir CBD Tropfen, als natürliches Mittel und gesunde Alternative.

Wirkungsweise: CBD Tropfen für den Schlaf – sind Tiefschlafphasen wichtig?

Um maximale Leistung zu erbringen und einen ganzen Tag voll aufnahmefähig zu sein, brauchen wir Tiefschlafphasen, der sogenannte *REM-Schlaf*. In dieser Phase regeneriert und repariert sich der Organismus vom gestressten Tag. Ganz besonders im Winter ist diese Phase der Regeneration wichtig, da der Organismus zusätzlich vor Krankheiten geschützt wird. Wer gesund und ausreichend schläft, beeinflusst nicht nur positiv sein Immunsystem, sondern steigert dazu seine Lebensqualität erheblich.

In jeder Tiefschlafphase wird nicht nur dafür gesorgt, dass die Akkus wieder aufgeladen, sondern auch Dinge verarbeitet werden, die man tagsüber erlebt hat. Dies durch chemische Medikamente zu unterdrücken, die daran hindern, den Körper selbständig regenerieren zu lassen, ist für Betroffene nicht von Vorteil.

Probieren Sie CBD Tropfen, Sie werden merken, welch gute und schnell wirkende Alternative sie sind. Neben vielen gesundheitsfördernden Eigenschaften, wirkt sich CBD-Öl nicht negativ auf die Psyche aus oder beeinflusst sie.

Einschlafen – Durchschlafen und mit CBD erholt in den Tag

Was spricht für die Einnahme von CBD-Tropfen? Nichts, wie bereits mehrfach beschrieben, sie ist frei von schädlichen Nebenwirkungen, dazu gesund und sehr wirkungsvoll. Cannabidiol-Öl hilft Stress abzubauen, An- und Verspannungen zu lockern, allgemeinen Ärger und Hektik zu minimieren, somit gesünder durchs Leben zu gehen.

In Bezug auf das Schlafverhalten, trägt es dazu bei, sich weniger im Bett hin und her zu wälzen, sich ständig den gleichen Gedanken zu widmen, über Dinge nachzudenken, die den Tag negativ beeinflusst haben und die Einschlafzeit damit immens verkürzen.

CBD (Cannabidiol) trägt zur Optimierung des Schlafes bei, fördert Tiefschlafphasen und somit die gesamte Schlafzeit. Am Morgen danach steht man normal auf, ohne das Gefühl zu haben, lange Zeit schlaftrunken oder benommen zu sein. Im Gegensatz zu chemischen Schlafmedikamenten, wirkt CBD nicht als Betäubungsmittel, ist aber ein Auslöser für das Endocannabinoid-System.

Wer darf CBD einnehmen und ab wann tritt die Wirkung ein?

Allgemein ist CBD-Öl eine sehr gute natürliche Alternative für alle Menschen, die gesundheitsbewusst leben und sich nicht mit Chemie vollpumpen möchten. Für diejenigen, die ihren Tag gesund und gestärkt beginnen wollen und nicht wie gerädert von der Nacht in den Tag starten möchten, sind CBD Tropfen ideal.

Ihre Wirkung entfaltet sich rasch, wenn man durch stressbedingte Situationen im Job oder der Familie keine Ruhe findet, sich aber dennoch auf natürliche Art entspannen möchte. Sie stillen den Schmerz, beruhigen und fahren den Körper herunter. Sowohl bei chronischen Schmerzen als auch bei solchen, die einem den Schlaf rauben, wirkt Cannabidiol hervorragend und vor allen Dingen schnell. Fazit: Wir können hochwertige CBD-Produkte nur empfehlen!

Abnehmen mit CBD-Produkten - Hanfproteine

Mit Hanf abnehmen:
Vier Effekte für eine schlanke Figur

Wie der ein oder andere schon weiß, kann Hanfkonsum hungrig machen. Also wie bitteschön soll dann mit Hanf abgenommen werden?
Hanf-Lebensmittel sind kalorienarm, reich an wertvollem Eiweiß und halten lange satt. Zudem können die Cannabis-Erzeugnisse aus den Blüten bei der Gewichtsreduktion helfen.

Folgende Inhaltsstoffe beinhaltet HANF:

1. Verschiedene **Cannabinoide**
2. Pflanzliches **Protein**
3. Wertvolle **Vitamine**, **Mineralstoffe** und sekundäre **Pflanzenstoffe**
4. Gesunde **Ballaststoffe**

Welche Inhaltsstoffe helfen beim Abnehmen mit Hanf?

Diese 4 bekannten Inhaltsstoffe der Hanfpflanze helfen beim Abnehmen:

1. Verschiedene Cannabinoide

Zwei in Hanf enthaltene Cannabinoide namens Tetrahydrocannabivarin (THCV) und Cannabidiol (CBD) sind maßgeblich für einen **positiven Effekt beim Abnehmen** verantwortlich. Dies liegt vor allem daran, dass diese Wirkstoffe eine appetithemmende Wirkung entfalten können. Tierversuche haben gezeigt, dass diese Stoffe die Verteilung von Fett im Körper beeinflussen und den Stoffwechsel beschleunigen können. Dies führte zu einem niedrigeren Leberfettwert und zugleich zu einem reduzierten Cholesterinwert. Untersuchungen mit THCV zeigten sogar, dass Insulin-produzierende Zellen durch den Wirkstoff geschützt werden können und so besser und für längere Zeit arbeiten können.

Die Wirkung von THCV im menschlichen Körper:

- THCV wirkt nur sehr gering psychoaktiv (ca. 20% von THC). Es verstärkt das euphorische Hochgefühl von THC, sobald es an den Cannabinoid-Rezeptoren andockt. Die Wirkung dagegen hält nur halb so lang.

- THCV wirkt energetisierend. Es bewirkt einen stimulierenden Impuls ohne Beeinträchtigung des klaren Geistes.
- THCV ist ein Appetitzügler. Im Gegensatz zu THC dämpft THCV den Appetit. Dadurch eignet sich THCV für Patienten, die abnehmen möchten, sollte bei der Behandlung von Appetitlosigkeit oder Übelkeit aber gemieden werden.
- THCV kann bei Diabetes helfen. Aktuelle Untersuchungen zeigen die vielversprechenden Eigenschaften von THCV im Hinblick auf die Regulierung des Blutzuckerspiegels und der Minderung der Insulinresistenz.
- THCV dämpft Panikattacken. Es scheint Angstzustände bei PTSD-Patienten zu lindern, ohne die Emotionen zu unterdrücken.
- THCV kann bei Alzheimer helfen. Tremore, motorische Störungen und Hirnläsionen im Zusammenhang mit Alzheimer-Erkrankungen scheinen durch die Verabreichung von THCV zurückzugehen. Diese Wirkung ist derzeit Gegenstand von Untersuchungen.
- THCV regt das Knochenwachstum an. Weil es die Bildung neuer Knochenzellen fördert, wird es bei der Behandlung von Osteoporose und anderen Knochenerkrankungen eingesetzt.

2. Pflanzliches Hanfprotein

Der niedrige Kohlenhydrate-Gehalt und der hohe Anteil an hochwertigen Protein macht Hanfsamen zu einer großen Hilfe beim Abnehmen. Zudem verfügt Hanfeiweiß über eine besonders verträgliche Zusammensetzung für den menschlichen Körper.

Dies hat mehrere Vorteile:

1. Unser Körper kann sein Gewicht besser regulieren, wenn ihm hochwertiges Eiweiß zur Verfügung gestellt wird.
2. Es enthält alle acht für den Körper essentiellen Aminosäuren in einem optimalen Verhältnis.
3. Hanf wird im Gegensatz zu vielen anderen Proteinquellen basisch verstoffwechselt.
4. Hanfsamen und das daraus gewonnene Hanfprotein enthält kaum Kohlenhydrate und ist reich an Ballaststoffen.
5. Die Aufnahme von Protein fördert im Allgemeinen das Sättigungsgefühl.
6. Die in Hanfsamen enthaltenen Omega-3 und Omega-6 Fettsäuren unterstützen den Hormonhaushalt, welcher unter anderem das Hungergefühl reguliert.

Aus eigener Erfahrung können wir hier das Hanfprotein „Bio Hanf Protein Shake" der Firma **HANAFSAN®** sehr empfehlen, welches aus kontrolliert biologischem Anbau stammt.

3. Wertvolle Vitamine, Mineralstoffe und sekundäre Pflanzenstoffe

Des Weiteren sind Hanfsamen besonders reich an wertvollen Nährstoffen. Die Samen sind derart reich an Vitalstoffen, dass der Körper auch während einer Diät bestens versorgt ist. Dabei stärkt Vitamin E das Immunsystem und fängt freie Radikale ein. Weiters sind die reichlich vorhandenen Mineralstoffe essentiell für verschiedene Stoffwechselvorgänge und somit wichtig bei Maßnahmen zur Gewichtsreduzierung.

4. Gesunde Ballaststoffe

Der hohe Gehalt an löslichen und unlöslichen Ballaststoffen in Hanfsamen hilft der Verdauung. Unlösliche Ballaststoffe sind wichtig für einen guten Stuhlgang, wobei lösliche Ballaststoffe für eine verminderte Aufnahme von Glucose sorgen. Dies hat zur Folge, dass der Blutzuckerspiegel im Blut langsamer ansteigt. Dadurch werden Ausschläge des Insulinspiegels und die darauf folgenden Heißhungerattacken verhindert. Als positiver Nebeneffekt verringern Ballaststoffe zudem das Risiko für das Auftreten von Diabetes Typ 2.

Wie kann mit Hanf abgenommen werden?

Generell kann gesagt werden, dass jeder Mensch einen unterschiedlichen Stoffwechsel hat. Deshalb gibt es auch kein Rezept, welches für jeden perfekt passt. Grundsätzlich gilt jedoch für den, der mit Hanf abnehmen möchte, dass die Kombination aus Hanfprodukten gepaart mit regelmäßigem Ausdauersport in moderater Intensität am effektivsten ist. Teilweise können auch ganze Mahlzeiten mit einem Hanf-Proteinshake ersetzt werden und so den Konsum an Kohlenhydraten reduzieren.

In der täglichen Küche kann normales Mehl mit bis zu 30% durch Hanfmehl oder Hanfprotein ersetzt werden. Somit sinkt der Kaloriengehalt des Essens deutlich und der Anteil an Eiweiß und Ballaststoffen steigt. Daneben sorgt der hohe Proteingehalt für ein schnelleres Sättigungsgefühl. Wer zusätzlich den Effekt von CBD und THCV nutzen will, kann ergänzend CBD-Produkte zu sich nehmen. Dabei sind vor allem Vollspektrum-Öle zu empfehlen.

Cannabinoid-Behandlung bei Kopfschmerzen

Kopfschmerzen sind eine der häufigsten Formen von Schmerz, welche die meisten Menschen erfahren. Aber was für einige ein gelegentlicher Schmerz ist, ist für andere eine chronische Störung oder eine Erkrankung, welche häufig auftritt und eine Behandlung benötigt, damit die Symptome gelindert werden können. Die Behandlung mit Cannabinoid kann denen helfen, welche häufig auftretende Kopfschmerzen haben.

Es gibt verschiedene Typen von Kopfschmerzen, obwohl Sie zumeist definiert werden als *primäre* oder *sekundäre* Kopfschmerzen. In 90% von primären Kopfschmerzen, sind Kopfschmerzen auch nur das einzige Symptom. Es gibt viele Typen, welche zu dieser Art von Kopfschmerzen gehören, wie beispielsweise Migräne oder Verspannungs-Kopfschmerzen. Bei sekundären Kopfschmerzen ist es so, dass diese als Ergebnis einer anderen Erkrankung auftreten.

Die häufigsten Gründe für primäre Kopfschmerzen sind: vererbte Faktoren, Alter, Stress, gewisse Lebensmittel, Alkohol, hormonelle Änderungen, Klimaänderungen, zu wenig oder zu viel Schlaf und Drogen.

Wirkung von Cannabinoiden bei der Behandlung von Kopfschmerzen

Es gibt immer mehr wissenschaftliche Studien über die therapeutischen Effekte von Cannabis als Behandlung für verschiedene Erkrankungen, insbesondere als eine Alternative zur Behandlung der Symptome und Nebenwirkungen von traditionellen Medikamenten und Behandlungen.

Cannabinoide sind bekannt für ihre analgetischen, neuroprotektiven und muskulär entspannenden Eigenschaften. Dies macht therapeutisches Cannabis zu einer effektiven Behandlung zur Linderung von Kopfschmerzen, selbst wenn diese nur sporadisch sind.

In einer Umfrage, welche in neun verschiedenen Kliniken in Kalifornien erstellt wurde, haben Forscher herausgefunden, dass Kopfschmerzen einer der Hauptgründe für den Konsum von therapeutischem Cannabis sind und dass 40,7% der Patienten, die eine Cannabinoid-Behandlung erhalten haben, eine deutliche Verbesserung spüren.

Weitere Studien haben gezeigt, dass Cannabinoid-Behandlungen die Symptome von Kopfschmerzen lindern können. Eine Studie hat auch herausgefunden, dass Cannabinoide mit den peripheren CB1-Rezeptoren interagieren, welche Entzündungsprozesse beeinflussen können. Diese

Rezeptoren sind in unserem Körper und in unserem Hirnstamm, wo sie von Endocannabinoiden antagonisiert werden. Jene sind verantwortlich für die Hemmung der Übertragung von Schmerz-Stimulierung auf den Hirnstamm und andere Teile des Hirns. Eine weitere Studie untersuchte die Funktion von Cannabinoiden bei der Unterdrückung von Schmerz mit ähnlichen Ergebnissen.

Alle genannten Forschungen bestätigen die Wichtigkeit und die Vorteile einer Cannabinoid-Behandlung bei Erkrankungen wie Kopfschmerzen, Migräne und weiteren Typen von Kopfschmerzen. Produkte wie Cannabidiol-Öl (CBD) werden vermehrt genutzt, um die Intensität von Kopfschmerzen zu lindern, was es eine alternative natürliche Behandlungsform macht.

ERFAHRUNGSBERICHTE mit CBD

Dies sind dokumentierte Erfahrungsberichte von Personen, die sich mit dem Thema der Heilpflanze Hanf und dessen Wirksamkeit, insbesondere mit CBD, auseinandergesetzt und eingenommen haben. - *Die Namen wurden aus datenschutzrelevantem Hintergrund gekürzt.*

Hinweis:
Die folgenden Erfahrungsberichte wurden 1 zu 1 in unveränderter Form wiedergegeben und sind lediglich als Information gedacht und ersetzen nicht die professionelle Beratung und Behandlung durch einen Arzt oder Heilpraktiker. Jeder ist für seine Gesundheit selbst verantwortlich und sollte im Zweifelsfall unbedingt ärztliche Hilfe in Anspruch nehmen.

CBD gegen **Rheumabeschwerden**

Name: Maria L.

"Ich nehme CBD-Öl seit einem Monat. Morgens und abends 2 Tropfen. Seit dem sind meine Rheumabeschwerden zurückgegangen. Ich halte die Schübe gut aus und bin in Bewegung und vital - bin nicht mehr so eingeschränkt. Schmerzmittel nehme ich nur noch selten. Ich werde diese Tropfen weiter täglich nehmen. Bin sehr froh, dass ich sie ausprobiert habe."

CBD gegen **Augenkrankheiten**

Name: Brigitte M.

"Ich habe 2 seltene Augenkrankheiten, hatte als Kind schon immer damit zu tun, mit den Jahren der kommenden Altersweitsichtigkeit, wurde es unerträglich. Ich leide unter einer schweren Anisometropie (schwere Ungleichsichtigkeit) mit

Doppelbildern, sowie starken Schmerzen. Tabletten halfen bis dahin nichts. Nun nehme ich CBD-Tropfen. Was soll ich sagen, bis hier her einfach FANTASTISCH......ich werde es auf jeden Fall auf Dauer nehmen. Die Lebensgeister kommen langsam wieder und ich muss viel viel weniger Augentropfen nehmen, da zusätzlich meine Augen extrem trocken sind."

CBD gegen **Schmerzbehandlung**

Name: Trude H.

"Als zweifache Oma, also schon ältere Generation dachte ich mir, 'was hab ich noch zu verlieren' und habe ein CBD-Öl mit 5% ausprobiert.
Seit über 12 Jahren leide ich an sehr starken Schmerzen bedingt durch HWS, LWS-Syndrom, Arthrose, Migräne und Mastozytose. Trotz OP blieben die starken Schmerzen und ich zog mich immer mehr aus dem Leben zurück und wurde durch die Schmerzen und Einsamkeit depressiv. Ich möchte hiermit allen – vor allem auch älteren – sagen, probiert mal CBD-Tropfen aus und ihr werdet wieder Lebensqualität, Lebensmut und Freude erleben. Kein Arzt konnte mir bisher helfen, da ich durch die Mastozytose totaler Allergiker gegen jede Art von Medikamenten bin. Ich nehme 3 x 3 Tropfen pro Tag, nach Bedarf etwas mehr in Wasser verdünnt, da meine Schleimhäute und mein Magen sehr

empfindlich reagieren. Für mich sind diese Tropfen ein 'Wundermittel'.
Von Herzen her kann ich nur Gutes über CBD-Tropfen sagen und ich bin so froh, dass ich diese gefunden habe. Mein Leben macht jetzt wieder Sinn und möchte hiermit allen Betroffenen Mut machen, probiert sie aus und ihr werdet sehen was passiert."

CBD gegen **Depressionen & Stimmungsschwankungen**

Name: Karl H.

"Ich wollte euch mal meine Erfahrungen mit CBD mitteilen. Ich habe mir vor kurzem CBD Kristalle bestellt, weil ich oft körperliche Verspannungen und auch nicht selten starke Stimmungsschwankungen habe. Durch einen Vaporizer habe ich sofort einen spürbaren Effekt erlebt und kann nur positive Rückmeldungen geben. Ohne high oder stoned zu sein, gibt es einen sehr starken, entspannten Zustand. Die Schmerzen sind einfach wie weggeblasen und ich fühle mich im Großen und Ganzen einfach ausgewogener. Ich hoffe ich konnte euch damit helfen. Ich werde weiterhin für diesen ,,Zauberstoff" werben und hoffe dieses Land kommt langsam mal zur Besinnung. Also bis dann. Hoffe ich konnte helfen."

CBD gegen **Chronische Gelenkschmerzen**

Name: Karina A.

"Ich habe mit 2 Tropfen CBD-Öl am Morgen begonnen und musste bereits am Mittag schon keine Medikamente nehmen. Es ist kaum zu glauben. Jetzt hoffe ich, dass es wirklich so bleibt und noch besser wird. Bin voll zuversichtlich und voller Hoffnung."

CBD gegen **Hirntumor**

Name: Claudia S.

"Ich habe vor knapp 2 Jahren die Diagnose eines großen Tumors in der rechten Schädelbasis erhalten. OPs folgten, Bestrahlung, es gab viele Komplikationen, OPs und Bestrahlung schädigte das gesamte Gehirn massiv. Geblieben sind neben erheblichen Behinderungen chronische Nervenschmerzen in der rechten Gesichtshälfte und im Kopf, oft im ganzen Körper, Migräne oft 6 Tage anhaltend. Schulmedizinisch galt ich als austherapiert, selbst Opioide halfen nur bedingt, auch bei höchsten Dosen hatte ich oft tagelang so starke Schmerzen, dass mir übel war, ich die Tränen nicht zurückhalten konnte. Es wurde immer schwieriger, da ich immer mehr Medikamente nicht mehr vertrug…..

Seit 10 Tagen nehme ich CBD-Öl – und es ist wie ein Wunder, an das ich noch gar nicht zu glauben wage. Die Schmerzen verschwinden! Einfach so?!?! Es ist unfassbar. Die Dosis der Schmerzmedikamente konnte ich bereits um die Hälfte reduzieren. Es ist, ja, ein Wunder für mich. Ein Zustand, den ich vergessen hatte, wie er sich anfühlt: Wenig, manchmal sogar keine Schmerzen zu haben. Ich schlafe besser, bin tagsüber nicht mehr ganz so erschöpft (Syndrom Fatigue), es wächst wieder Lebensfreude in mir – mal nicht so kämpfen zu müssen um jeden Handgriff, jede Bewegung, das ist …. einfach wunderbar.
Ich stehe erst am Anfang, taste mich hinein in eine für mich gute Dosierung. Jeder Tag gibt mir neue Zuversicht. Ich bin so dankbar für diese neu geschenkte Lebensqualität.

CBD gegen **PMS** (Prämenstruelles Syndrom)

Name: Heidrun O.

"Ich bin 43 Jahre und leide sehr stark an PMS.
Seit einiger Zeit nehme ich morgens und abends zwei CBD-Tropfen. Und meine Symptome haben sich um mindestens 80% verbessert. Einfach genial. Kann ich nur jedem weiter empfehlen."

CBD gegen **Nervenschmerzen**

Name: Hilde Z..

"Ich bin Parkinson Patientin, 61 Jahre alt und leide auch unter sehr starken Nervenschmerzen durch meine kaputten Bandscheiben, die auf Nerven drücken. Also zwei Mal unheilbar. Von der Schmerzambulanz habe ich sehr starke Medikamente bekommen, die nur wenig Schmerzlinderung bringen. Dafür noch dazu die Nebenwirkungen der Wasseransammlungen in den Beinen, die schon fast platzen. Auf meine Frage in der Schmerzambulanz, ob ich nicht Cannabis bekommen könnte, wurde mir mitgeteilt, dass dies nur Krebspatienten bekommen damit ihre Schmerzen gelindert werden! OK.! So habe ich mir privat über Internet CBD 10% Extrakt bestellt. An einem Tag, ich hätte vor Schmerzen schreien können, wurde mein Päckchen mit CBD geliefert. Ich nahm sofort 10 Tropfen und welch ein Wunder, meine furchtbaren Nervenschmerzen wurden nach ca. 20 Minuten so reduziert, dass ich sogar fortgehen konnte um meinem Arzttermin nachzukommen. Seit dieser Zeit nehme ich 3 x täglich 10 Tropfen und habe nur noch sehr selten Nervenschmerzen. Es ist einfach zu sagen: super!!! Nun werde ich versuchen die starken Medikamente schrittweise zu reduzieren. Auf jeden Fall kann ich CBD bei Nervenschmerzen sehr empfehlen. Vielen Dank dafür, dass es so ein Mittel gibt. Gegen Parkinson Krankheit hilft CBD bei mir leider nicht. Da muss ich leider bei meinen Medikamenten bleiben."

Studien-Sammlungen & Quellennachweise

Viele aktuelle Studien und Informationen über Cannabis, CBD und THC finden Sie bei der Internationalen **A**rbeitsgemeinschaft für **C**annabinoid**m**edikamente (IACM) unter http://cannabis-med.org
Die IACM e.V. wurde im März 2000 gegründet. Der Zweck des Vereins ist die Förderung der Kenntnisse über Cannabis, die Cannabinoide, das Endocannabinoid-System und verwandte Themen mit folgende Maßnahmen:

- Unterstützung der Forschung zu Cannabisprodukten und dem Endocannabinoid-System
- Förderung des Informationsaustausches zwischen Forschern, Ärzten, Patienten und der Öffentlichkeit
- Erarbeitung und Verbreitung zuverlässiger Informationen zur Pharmakologie, Toxikologie und dem therapeutischen Potential von Cannabis und Modulatoren des Endocannabinoid-Systems
- Beobachtung und Dokumentation nationaler und internationaler Entwicklungen hinsichtlich Cannabinoidtherapeutika
- Kooperation mit anderen Organisationen und Gesellschaften, die die Zwecke und Ziele der IACM teilen.

Die IACM erklärt, dass Ärzte das Recht haben, mit ihren Patienten über die medizinische Verwendung von Cannabis zu sprechen.

Die Cannabinoide und dessen Wirkung

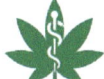

CANNABINOIDE UND IHRE WIRKUNG

Wirkung	THC	CBD	CBG	CBN	CBC	THCv	CBGA	CGCA	CBCA	THCA	CBDA
Lindert Schmerzen (Analgetikum)	●	●		●	●		●				
Unterdrückt den Appetit und hilft beim Abnehmen (Anorektisch)						●					
Tötet oder verlangsamt das Bakterienwachstum (Antibakteriell)		●	●							●	
Senkt den Blutzuckerspiegel (Antidiabetikum)		●									
Lindert Erbrechen und Übelkeit (Antiemetikum)	●	●									
Reduziert Anfälle und Krämpfe (Antiepileptikum)		●				●					
Behandelt Pilzinfektionen (Anti-Pilz)										●	
Entzündungshemmend (Antiinflammatorisch)		●	●		●		●	●		●	●
Schlafenfördernd (Anti-Insomie)				●							
Reduziert das Risiko einer Arterienblockade (Antiischämisch)		●									
Hemmt das Zellwachstum in Tumoren und Krebszellen (Antiproliferativ)	●	●	●		●					●	●
Lindert Schuppenflechten (Anti-Psoriasis)		●									
Wird verwendet, um Psychose zu verwalten (Antipsychotisch)		●									
Unterdrückt Muskelkrämpfe (Krampflösend)	●	●		●						●	
Lindert Angst (Anxiolytisch)		●									
Regt den Appetit an (Appetit-Stimulanz)	●										
Fördert das Knochenwachstum (Knochen-Stimulanz)		●	●			●	●				
Moduliert die Funktion im Immunsystem (Immunsuppressiv)		●									
Reduziert Kontraktionen im Dünndarm (Intestinale Anti-Prokinetik)		●									
Schützt die Degeneration des Nervensystems (Neuroprotektiv)		●								●	

Übersicht der bekannten Cannabinoide

CANNABINOIDE

CBGA	Cannabigerolsäure
CBGVA	Cannabigerovarinsäure
CBG	Cannabigerol
CBGV	Cannabigerovarin
THCA	Tetrahydrocannabinolsäure
THCVA	Tetrahydrocannabivarinsäure
THC (Δ9)	Δ9-Tetrahydrocannabinol
THCV	Tetrahydrocannabivarin
CBNA	Cannabinolsäure
THC (Δ8)	Δ8-Tetrahydrocannabinol
CBN	Cannabinol
CBDA	Cannabidiolsäure
CBDVA	Cannabidivarinsäure
CBD	Cannabidiol
CBDV	Cannabidivarin
CBCA	Cannabichromanonsäure
CBCVA	Cannabichromvarischsäure
CBC	Cannabichromanon
CBCV	Cannabichromvarisch
CBL	Cannabicyclol
CBLA	Cannabicyclolsäure

DANKESCHÖN!

Ein herzliches „Dankeschön" für den Erwerb dieses Buches und für Ihre kostbare Zeit.

Wir hoffen, dass Ihnen unser Ratgeber weiterhilft und Sie nun einen besseren Überblick über das gesamte Thema CBD bekommen konnten.

Falls Ihnen dieses Buch gefallen hat, freuen wir uns sehr über Ihre *Rezension bei Amazon*. Eine Bewertung hilft nicht nur uns als Autoren, sondern es unterstützt auch andere Leser.

Nicht vergessen: 10% Gutschein

1. Auf unserer Webseite hanf-buch.de erhalten Sie einen 10% Gutschein auf alle CBD-Produkte (Öle, Kosmetik, Kapseln, etc.).

2. Hierzu tragen Sie einfach Ihre Email ein und werden anschließend zum Gutscheincode weitergeleitet, den Sie mit 10% Rabatt auf Ihre komplette Bestellung anwenden können.

3. Dieser Rabatt-Gutscheincode ist nachfolgend über www.hanf-buch.de/gutschein einlösbar.

Haftungsausschluss & allgemeiner Hinweis zu medizinischen Themen:

Die hier dargestellten Inhalte dienen ausschließlich der neutralen Information und allgemeinen Weiterbildung und sind nicht zur Diagnose, Behandlung, Heilung oder Verhütung von Krankheiten gedacht. Sie ersetzen keinesfalls die fachliche Beratung durch einen Arzt oder Apotheker und dürfen nicht als Grundlage zur eigenständigen Diagnose und Beginn, Änderung oder Beendigung einer Behandlung von Krankheiten verwendet werden.
Konsultieren Sie bei gesundheitlichen Fragen oder Beschwerden immer den Arzt Ihres Vertrauens!

Wir und unsere Autoren übernehmen keine Haftung für Unannehmlichkeiten oder Schäden, die sich aus der Anwendung der hier dargestellten Information oder Produkte ergeben.

Mögliche CBD-Produkte und Mikronährstoffe werden als Nahrungsergänzungsmittel angeboten, stellen keinesfalls einen Ersatz für irgendein verschriebenes Medikament dar und dürfen bei Schwangerschaft oder Stillen nicht angewendet werden.
Alle Texte erheben weder einen Anspruch auf Vollständigkeit noch kann die Aktualität, Richtigkeit und Ausgewogenheit der dargebotenen Information garantiert werden.

Impressum & Copyright © 2021

2. Auflage

NAME:		mb-bookline VERLAG
Ort:		Deutschland
Web:		www.cbd-topanbieter.de
E-Mail:		info@cbd-topanbieter.de

Dieses Werk ist urheberrechtlich geschützt.

Alle Rechte, auch die der Übersetzung, des Nachdrucks und der Vervielfältigung des Werkes oder Teilen daraus, sind vorbehalten. Kein Teil des Werkes darf ohne schriftliche Genehmigung des Verlags in irgendeiner Form (Fotokopie, Mikrofilm oder einem anderen Verfahren), auch nicht für Zwecke der Unterrichtsgestaltung, reproduziert oder unter Verwendung elektronischer Systeme verarbeitet, vervielfältigt oder verbreitet werden.
Die Wiedergabe von etwaigen Gebrauchsnamen, Handelsnamen, Warenbezeichnungen usw. in diesem Werk berechtigt auch ohne besondere Kennzeichnung nicht zu der Annahme, dass solche Namen im Sinne der Warenzeichen- und Markenschutz-Gesetzgebung als frei zu betrachten wären und daher von jedermann benutzt werden dürfen. Trotz sorgfältigem Lektorat können sich Fehler einschleichen. Autor und Verlag sind deshalb dankbar für Hinweise. Jegliche Haftung ist ausgeschlossen, alle Rechte bleiben vorbehalten.

© 2021 mb-bookline VERLAG
Auflage 2.0

Weitere Publikationen des Verlages sind u.a.:

HANF & CBD – Der Ratgeber
Wie Sie jetzt das Heilmittel gegen Schmerzen und Krankheiten einsetzen können, ISBN: 978-1696868082
https://hanf-buch.de

IMMUNSYSTEM STÄRKEN MIT CBD
Wie Sie jetzt Ihre Gesundheit auf natürliche Weise stärken!, ISBN: 979-8715527042
https://cbd-immunsystem.de/

Das AVA-Prinzip (Audio-**V**isuelles-**A**bnehmen) –
Wie Sie jetzt automatisch per Kopfhörer abnehmen!
(für Smartphones & iPads)
https://AudioVisuellesAbnehmen.com

Abnehmen durch **Hören** - Selbsthypnose
Mit neuester BrainWaveTec® und PulsTakt60-Musik zur Tiefenentspannung, ISBN: 978-3-00-051822-5
(Buch und Audio-CD)
https://AuditivesAbnehmen.com

Bildrechte & Lizenzen:
Bilder wurden mit entsprechenden Lizenzen über https://de.123rf.com/ erworben.

www.ingramcontent.com/pod-product-compliance
Lightning Source LLC
Chambersburg PA
CBHW040218220526
45473CB00001B/28